Heintze/Imgrund

Richtig einkaufen

Trennkost

Die Autoren

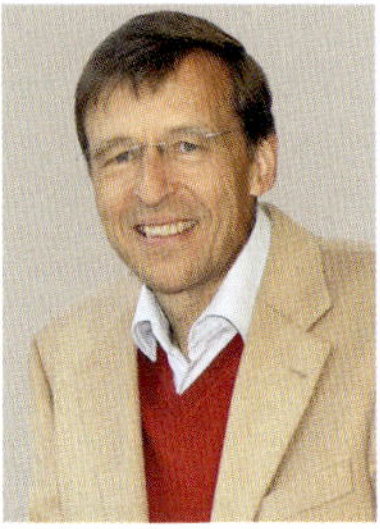

Dr. med. Thomas Heintze ist Deutschlands führender Trennkost-Experte. Er war über 13 Jahre Chefarzt der Klinik Dr. Walb in Homberg/Ohm und arbeitet seit 2002 in eigener Praxis in Marburg. Er führt das Lebenswerk von Dr. Walb, dem »Vater der Trennkost«, erfolgreich fort.

Barbara Imgrund ist freie Medizinjournalistin.

Dr. med. Thomas Heintze
Barbara Imgrund

Richtig einkaufen

Trennkost

Für Sie bewertet:
über 600 Lebensmittel nach den Trennkost-Kategorien sortiert

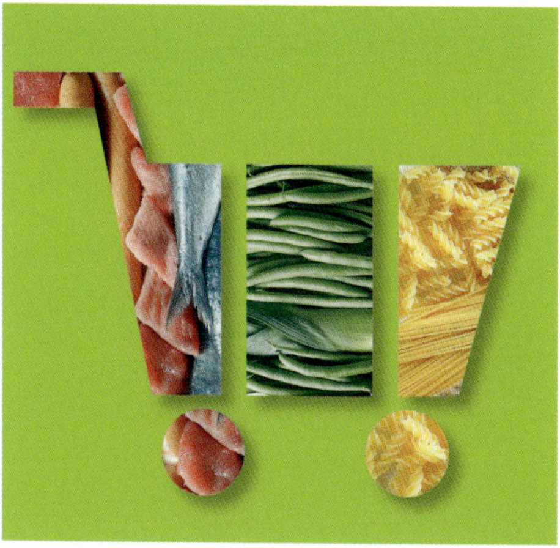

TRIAS

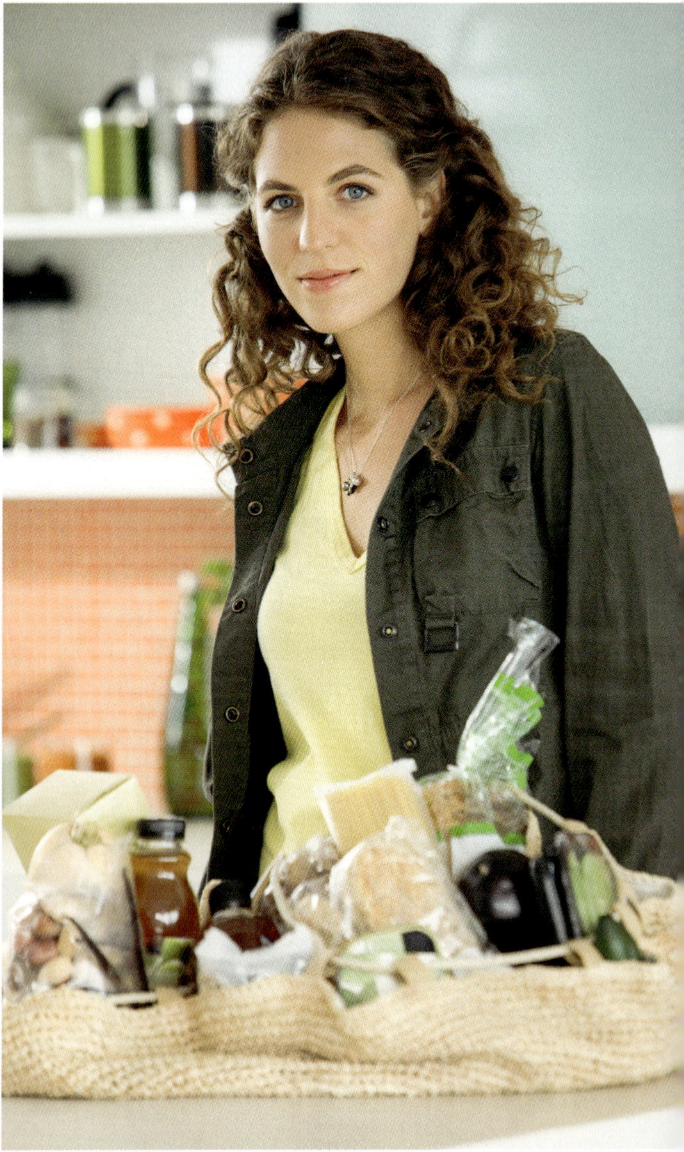

Liebe Leserinnen und Leser,

im Laufe seines Lebens – lassen Sie uns von 75 Jahren ausgehen – isst ein Mensch etwa 60.000 kg an Lebensmitteln und trinkt etwa 50.000 Liter Flüssigkeit. Eine enorme Menge!

Was wir essen und trinken, hat immense Auswirkungen auf unsere Gesundheit. Mit der Trennkost haben wir eine millionenfach bewährte, erfolgreiche und wissenschaftlich bewiesene Möglichkeit, Gesundheit und Genuss miteinander zu verbinden.

Ich wünsche Ihnen viel Freude bei der Lektüre und beim Ausprobieren der Trennkost. Auf dass Sie zunehmen – an Lebensfreude und Gesundheit!

Herzlichst,
Ihr Dr. med. Thomas Heintze

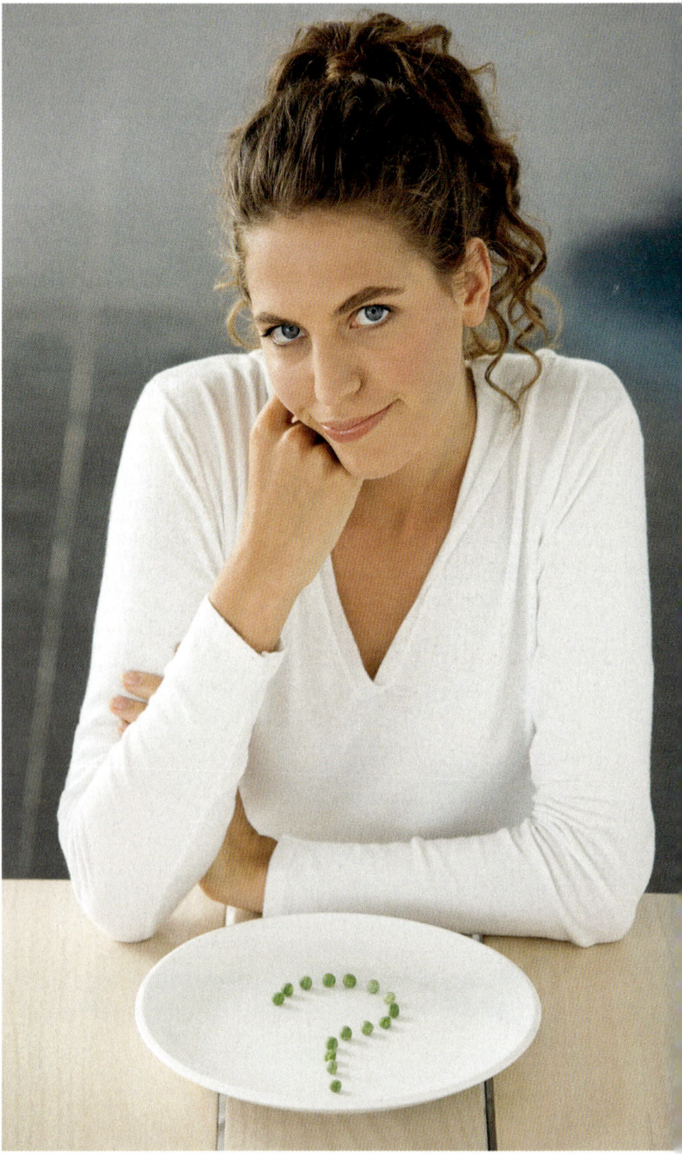

Die Trennkost-Methode

Wir Mitglieder einer privilegierten Wohlstandsgesellschaft können meist jederzeit Lebensmittel aus aller Welt essen – Fluch oder Segen?

Krank durch falsche Ernährung

Jahreszeitliche oder geographische Einschränkungen spielen schon längst keine Rolle mehr, sodass sich in unseren Breitengraden niemand mehr ernsthaft den Kopf über Mangos oder argentinisches Rindersteak im Supermarktregal zerbrechen dürfte.

Aber, so müssen wir uns fragen, ist all das, was da auf unseren Tellern landet, auch wirklich gesund? Bedeutet eine größere Auswahl auch automatisch eine bessere Ernährung? Die Antwort ist eindeutig, wenn man bedenkt, dass ernährungsbedingte Zivilisationskrankheiten stetig zunehmen und wir eine steigende Zahl von Übergewichtigen in den Industrienationen haben: Nein, wir essen nicht gesünder als unsere Vorfahren. Im Gegenteil – wir essen uns heute regelrecht krank. In jedem dritten Klinikbett liegt ein Wohlstandskranker.

Der Mensch ist, was er isst

Falsche Ernährung beginnt schon im Kindesalter: Kinder müssen ihren Teller aufessen, selbst wenn sie längst satt sind. Sie werden mit Süßigkeiten belohnt oder aber als Strafe ohne Abendbrot zu Bett geschickt.

Dieser instrumentalisierte Umgang mit dem Essen prägt sich ein und begleitet viele von uns bis ins Erwachsenenalter – dann wird gegessen, um Ängste und Stress abzubauen und sich über Kummer und Frust hinwegzutrösten. Doch nicht genug damit, dass wir zu viel, zu schnell sowie falsch kombiniert essen und zu große Mengen an Eiweiß, Fett, Salz und Zucker zu uns nehmen: Seitdem wir gelernt haben, unsere Lebensmittel zu »veredeln«, hat unsere Nahrung an Nährwert verloren. Wichtige Vitalstoffe, die unser Körper dringend braucht, werden den Lebensmitteln durch die industrielle Bearbeitung entzogen oder durch minderwertige Substanzen wie künstliche Farb- oder Aromastoffe ersetzt, die dem Organismus mitunter sogar schaden können. Und auch Tiere, deren Fleisch oder Produkte wir verzehren, werden meist nicht artgerecht gehalten und überdies mit Hormonen und anderen Fremdstoffen gefüttert, die in der Folge dann ebenfalls in unseren Stoffwechsel gelangen.

So finden wir uns heute in einer paradoxen Lage wieder: Naturbelassene Nahrungsmittel – im wörtlichen wie im übertragenen Sinn das tägliche Brot unserer Vorfahren – sind längst nicht mehr die Norm. Wer davon essen will, muss danach suchen.

Ein Übriges tun Genussgifte wie Koffein und Alkohol (viele Ernährungsexperten zählen hierzu im Übrigen auch den raffinierten, weißen Zucker): Sie schwächen unseren Körper zusätzlich und machen ihn anfällig für Krankheiten. Oder sie führen diese Krankheiten sogar unmittelbar herbei. All dies ist natürlich eine Frage der Dosis.

Ernährungsbedingte Erkrankungen

Abgesehen vom Übergewicht, das selbst wiederum am Anfang zahlreicher Erkrankungen steht, kennt man heute viele gesundheitliche Störungen, die direkt auf eine schlechte oder falsche Ernährung zurückzuführen sind. Die Palette reicht von Zahnfäule bis hin zu ernsthaften, potenziell tödlichen Erkrankungen wie Bluthochdruck und Krebs:

- Müdigkeit, Konzentrationsstörungen, Leistungsabfall, Nervosität
- Infektanfälligkeit, Allergien, Nahrungsmittelunverträglichkeiten
- Karies, Parodontose
- Essstörungen, Übergewicht, Diabetes mellitus (Zuckerkrankheit), Bluthochdruck
- Fettstoffwechselstörungen (erhöhtes Cholesterin), Arteriosklerose, Gicht
- Muskelverspannungen, Schmerzen an Wirbelsäule und Gelenken
- Kreislaufstörungen
- Menstruationsstörungen, Frauenleiden
- Nierenerkrankungen (Niereninsuffizienz, Nierensteine)
- Verdauungsstörungen (Verstopfung, Durchfall), Erkrankungen des Verdauungsapparats (Entzündungen, Geschwüre)
- Krebs

Eine wesentliche Ursache für die krank machende Wirkung unserer modernen Ernährung und Auslöser für zahlreiche, zum Teil gravierende Krankheitsbilder ist die falsche Zusammensetzung unserer Nahrung. Das heißt, dass bei den Mahlzeiten Lebensmittel miteinander kombiniert werden, die nicht zusammenpassen: Sie bringen vielmehr den sensiblen Säure-Basen-Haushalt des menschlichen Körpers aus dem Gleichgewicht, indem sie einen Säureüberschuss produzieren. Der Organismus kann Säuren, Schlacken, Ablagerungen und Giftstoffe mit der Zeit dann nicht mehr vollständig abbauen oder abtransportieren, sondern lagert sie notgedrungen ein. Er wird allmählich »sauer«. Der Insulinspiegel im Blut steigt unnatürlich an. Vom richtigen Essverhalten hängt also eine ganze Menge ab: Wer sich sinnvoll ernährt, erhöht seine Chancen, dauerhaft gesund zu bleiben.

WISSEN

Kleine Selbstanalyse

- Wann esse ich? Gern mal eben zwischendurch ein Stück Schokolade oder ausschließlich zu den Mahlzeiten?
- Wie esse ich? Nehme ich mir genug Zeit oder lasse ich mich durch akustische (Radio) oder optische (Fernsehen, Lektüre) Reize ablenken? Esse ich meinen Teller prinzipiell leer, weil es »sich so gehört«?
- Warum esse ich? Weil es gerade Mittag ist, weil auch die anderen bei Tisch sitzen, weil eine Hamburgerwerbung gezeigt wird oder weil ich wirklich Hunger habe?
- Was esse ich? Stehen Fast Food, Süßigkeiten und fette Imbisse ganz oben auf meinem Speisezettel oder lege ich Wert auf ausgewogene naturbelassene Kost?

Machen Sie daher auch einmal bei sich selbst die Probe aufs Exempel und beantworten Sie sich die Fragen auf S. 13.

Lassen Sie bei diesem kleinen Test keine Ihrer ungesunden Essgewohnheiten unter den Tisch fallen, sondern seien Sie ehrlich zu sich selbst. Denn Sie wissen ja: Selbsterkenntnis ist der erste Schritt zur Besserung. Nur wenn Sie ein Bewusstsein für Ihre Ernährungsfehler entwickeln, können Sie diese auch ändern. Es liegt ganz allein bei Ihnen.

Die Entdeckung der Trennkost

Die Geburtsstunde der Trennkost schlug, als bei Dr. Hay im Alter von 41 Jahren eine unheilbare Nierenkrankheit festgestellt wurde: Obwohl keiner der Spezialisten, die er konsultierte, ihm Hoffnung auf Gesundung machen konnte, gab der todkranke Arzt sich nicht auf. Im Zuge intensiver Literaturrecherchen stieß er schließlich auf einen Bericht über die Hunza im Himalaja. Darin las er, dass bei diesem Bergvolk Zivilisationskrankheiten gänzlich unbekannt waren, da es sich seit Jahrhunderten ausschließlich von naturbelassenen Lebensmitteln ernährte sowie eiweißreiche und kohlenhydratreiche Kost niemals gleichzeitig zu sich nahm.

Hay zog seine eigenen Schlüsse daraus: er nahm nur noch Nahrung zu sich, von der er glaubte, dass sie von der Natur für den Menschen vorgesehen war. Er verzehrte sie in ihrer natürlichen Form, vorwiegend roh und jeweils nie mehr davon, als es ihm im Augenblick notwendig erschien. Und er trennte eiweißreiche von kohlenhydratreicher Kost.

Diese unkonventionelle Therapie schlug zur großen Verwunderung der Fachkollegen bald an: Dr. Hays Beschwerden verschwanden. Bald fühlte er sich wieder viel leistungsfähiger und vitaler – und eines Tages war er völlig genesen. Ein Schlüssel zur Heilung nicht nur seiner Erkrankung, sondern sicherlich auch vieler anderer Krankheiten (und darüber hinaus womöglich sogar zu ihrer Vorbeugung!) lag offenbar doch in einer naturgemäßen, maßvollen Ernährung.

Hay folgte diesem Weg und gab sein Wissen über diese Zusammenhänge, das im Laufe der Jahre stetig wuchs, an seine Patienten weiter. Viele von ihnen waren wie er selbst von der konventionellen Medizin aufgegeben wor-

WISSEN

Dr. Hays Erbe

Dr. Ludwig Walb machte die Idee der Trennkost Mitte des 20. Jahrhunderts im deutschen Sprachraum populär. Er gründete in Homberg/Ohm eine Klinik, wo Patienten mit den verschiedensten Erkrankungen und Symptomen mit Trennkost und ganzheitlich behandelt und in den Prinzipien der Trennkost unterwiesen wurden. Diese Klinik mit Vorbildcharakter war Ort verschiedener klinischer Studien zur Wirksamkeit der Trennkost.

den und fanden dennoch dank der Ernährungsform, die Hay ihnen verordnete, wieder zu Gesundheit, Lebensqualität und Lebensfreude zurück. Er selbst erfreute sich bis ins hohe Alter bester Gesundheit und starb im Jahr 1940 infolge eines Unfalls. Er überlebte das »Todesurteil« seiner Kollegen somit um mehr als dreißig Jahre.

Neu war die Idee, Ernährung als Therapie einzusetzen, auch damals nicht mehr. Schon Hippokrates (ca. 460 – ca. 370 v. Chr.) hatte gefordert: »Eure Nahrungsmittel sollen eure Heilmittel und eure Heilmittel sollen eure Nahrungsmittel sein.« Dr. Hay folgerte, dass nur naturbelassene Nahrung diesem Anspruch zu genügen vermag, da nur sie dem Körper alle notwendigen Nährstoffe zuführt.

Heute hingegen werden Lebensmittel häufig industriell denaturiert, also quasi ihrer Naturbelassenheit beraubt. Grund dafür ist die Haltbarmachung. Die so veredelten Lebensmittel müssen nämlich nicht sofort verbraucht werden, da sie nun lagerfähig sind. Doch nicht genug damit, dass ihnen während der Verarbeitung viele wichtige Nährstoffe entzogen werden: Im Austausch dafür mischt man ihnen Lebensmittelzusatzstoffe (etwa Konservierungsstoffe) bei, die der Gesundheit ebenfalls schaden können – von den Pestiziden, Düngemitteln, Hormonen, Schwermetallen und anderen Schadstoffen ganz zu schweigen.

Unter Vollwerternährung versteht man eine überwiegend laktovegetabile Kost, die weitgehend naturbelassen ist, aus ökologischer Produktion stammt und ohne Zusatzstoffe auskommt. Laktovegetabil bedeutet, dass der Schwerpunkt auf Milchprodukten und pflanzlichen Lebensmitteln liegt. Fleisch sollte nur selten verzehrt werden, da Tiere am Ende der Nahrungskette stehen und sich in ihrem Organismus die in Boden und Nahrungspflanzen enthaltenen Schadstoffe anreichern. Außerdem produzieren sie im Todeskampf Hormone, die wir später mitessen.

Außerdem, so argumentieren die Befürworter dieser Ernährungsform, ist der Mensch nicht zum Fleischfresser geboren. Unsere Zähne etwa eignen sich kaum zum Zerreißen von Beute, dafür aber sehr gut zum Zermahlen von Pflanzen, und auch die Beschaffenheit unseres Verdauungstrakts spricht dafür, dass wir ursprünglich als vegetabile Kostgänger gedacht sind.

Auch die Schulmedizin betrachtet es mittlerweile als erwiesen, dass Vollwertkost die Gesundheit fördert. Deshalb wird heute allgemein eine vollwertige Ernährung als wirksame aktive Maßnahme propagiert, um ernährungsbedingten Krankheiten vorzubeugen und bereits bestehende ernährungsabhängige Erkrankungen zu bessern.

Der Tabelle auf den folgenden Seiten können Sie entnehmen, welche Lebensmittel Sie im Rahmen einer Vollwerternährung bevorzugt konsumieren und welche Sie eher meiden sollten. Die Lebensmittel aus der Spalte »Sehr empfehlenswert« und »Empfehlenswert« sollten jeweils die Hälfte Ihrer täglichen Nahrungsmenge ausmachen, während Sie die als weniger empfehlenswert deklarierten nur selten und die nicht empfehlenswerten am besten gar nicht zu sich nehmen.

Vollwertkost: Das dürfen Sie essen

	Sehr empfehlenswert	Empfehlenswert
Getreide	gekeimtes Getreide, Vollkornschrot, frisch gequetschte Flocken	Vollkornprodukte und -gerichte, Naturreis
Gemüse, Obst	frisches und milchsaures Gemüse, Frischobst	erhitztes (auch milchsaures) Gemüse, erhitztes Obst, Tiefkühlobst **nur in Maßen:** Tiefkühlgemüse
Kartoffeln	Pellkartoffeln	Salzkartoffeln
Hülsenfrüchte		gekeimte, blanchierte, erhitzte Hülsenfrüchte
Nüsse, Fette, Öle	Mandeln nur in Maßen: Nüsse, Ölsamen, Sonnenblumenkerne, Ölfrüchte (Oliven)	**nur in Maßen:** geröstete Nüsse, Nussmus, kalt gepresste, nicht raffinierte Öle, ungehärtete Pflanzenmargarine mit hohem Anteil an kalt gepresstem Öl, Butter
Milch, Milchprodukte	Vorzugsmilch	pasteurisierte Vollmilch, pure Milchprodukte **nur in Maßen:** Käse
Fleisch, Fisch, Eier		**nur in Maßen:** Fleisch (1–2×/Woche), Fisch (2–3×/Woche), Eier (1–3×/Woche)
Getränke	ungechlortes Trinkwasser, kontrolliertes Quellwasser, natürliches Mineralwasser	Kräuter- und Früchtetees, verdünnte Frucht- und Gemüsesäfte **nur in Maßen:** Getreidekaffee

Weniger empfehlenswert	Nicht empfehlenswert
Weißmehlprodukte, polierter (weißer) Reis	Getreidestärke, Ballaststoffpräparate
Gemüse- und Obstkonserven	Vitamin- und Mineralstoffpräparate, Tiefkühlfertiggerichte mit Obst und Gemüse
Kartoffelfertigmischungen	Pommes frites, Chips, Kartoffelstärke
Sojamilch, Tofu, Sojafertigmischungen	Sojafleisch (TVP), Milch- und Käseimitate aus Soja, Sojaprotein, Sojalezithin
gesalzene Nüsse, extrahierte, raffinierte Fette und Öle, ungehärtete Pflanzenmargarine, Kokosfett, Palmkernfett, Butterschmalz	Nusskrem, gehärtete Margarine
H-Milch und ihre Produkte, Milchprodukte mit Zutaten (z. B. Früchtejoghurt), Käse mit Zusatzstoffen	Steril- und Kondensmilch, Milchpulver und -zucker, Milch- und Molkenprotein, Schmelzkäse
Fleisch-, Wurst-, Fischwaren und -konserven	Innereien, Eipulver
Tafelwasser, Fruchtnektar, Kakao, Bohnenkaffee, schwarzer Tee, Bier, Wein	Limonaden, Colagetränke, Fruchtsaftgetränke, Instantkakao, Instant- und Sportlergetränke, Spirituosen

	Sehr empfehlenswert	Empfehlenswert
Gewürze, Kräuter, Salz	frische Gewürze, frische Kräuter	fertig gemahlene Gewürze, getrocknete Kräuter (Kräutersalz) **nur in Maßen:** Vollmeersalz
Süßungsmittel	süßes Frischobst	**nur in Maßen:** kalt geschleuderter, verdünnter Honig, ungeschwefeltes, eingeweichtes Trockenobst

Der Säure-Basen-Haushalt

Nachdem Dr. Hay am eigenen Leibe erfahren hatte, dass eine naturbelassene, sorgfältig ausgewählte Kost Krankheiten zu heilen vermag, stellte er seine Kraft ganz in den Dienst der Erforschung der neu entdeckten Ernährungsform. Schließlich sollten auch seine Patienten davon profitieren. Das Ergebnis seiner Bemühungen bekam von den Eheleuten Dr. Walb im Nachhinein den Namen »Trennkost« – aus dem einfachen Grund, weil dabei während einer Mahlzeit vorwiegend eiweißhaltige Lebensmittel getrennt von vorwiegend kohlenhydrathaltigen verzehrt werden.

Eine zentrale Rolle in Hays Ernährungsansatz spielt die erwähnte Übersäuerung, mit der wir Kinder der modernen »Esskultur« unseren Körper tagtäglich aufs Neue belasten. Hier setzt das Konzept der Trennkost an: Denn Gesundheit, so Hay, stellt sich nur dann ein, wenn der Säure-Basen-Haushalt unseres Organismus im Gleichge-

Weniger empfehlenswert	Nicht empfehlenswert
Kochsalz, jodiertes Speisesalz	natürliche, naturidentische und synthetische Aromastoffe, Geschmacksverstärker (Glutamat)
heiß geschleuderter Honig, geschwefeltes Trockenobst, Apfel- und Birnendicksaft, Vollrohrzucker, Ahorn- und Zuckerrübensirup	isolierter Zucker (z. B. Haushalts-, Trauben- und Fruchtzucker, brauner Zucker), Süßwaren, Süßigkeiten, Süßstoffe

wicht ist. Dies aber kann nur über eine Umstellung der Ernährung erreicht werden.

Säure- und Basenbildner

Neben der Eiweiß- und Kohlenhydratverdauung spielt ein zweiter Sachverhalt eine wichtige Rolle für die Verdauung. Die Lebensmittel, die wir zu uns nehmen, werden im Körper nämlich unterschiedlich verstoffwechselt: Aus den einen entstehen Säuren (deshalb bezeichnet man diese Lebensmittel als Säurebildner), aus den anderen Basen (Basenbildner).

Saure Lebensmittel

Säuren sind chemische Verbindungen, die sauer reagieren, während ihre Gegenspieler, die Basen, basisch oder alkalisch wirken. Beide werden sowohl im Körper produziert als auch über die Nahrung zugeführt, und beide benötigt der Körper für lebenswichtige Stoffwechselvorgänge. Treffen nun ein Säure- und ein Basenmolekül zusammen, so entstehen ein neutrales Molekül (ein sogenanntes Salz) und Wasser. Die Wirkung der Säure wie auch die Wirkung der Base ist damit aufgehoben.

Säure- und Basenbildner in der Nahrung

Stark säurebildend	Schwach säurebildend
Fleisch, Geflügel, Wild, Schinken, Wurst, Wurstwaren	gesäuerte Milchprodukte (Buttermilch, Kefir)
Fisch, Meeresfrüchte	Käse (milde Sorten)
Eier	Frischkäse, Quark
Molkepulver	Vollkorngetreide (auch Naturreis), Vollkornprodukte
Käse (pikante Sorten)	getrocknete Hülsenfrüchte
tierische Fette, gehärtete pflanzliche Fette, raffinierte Öle	Nüsse (außer Mandeln und Paranüssen)
Weißmehl, Weißmehlprodukte, helle Nudeln	Bier (schwach säurebildend bis neutral)
geschältes Getreide (auch polierter Reis)	
Reismehl, Maismehl	
Erdnüsse	
Süßwaren, alle zuckerhaltigen Produkte (auch Getränke), Zucker, Süßstoff	
Bohnenkaffee, Kakao, schwarzer Tee (kurz gezogen)	
hochprozentige Alkoholika	

Stark basenbildend	Schwach basenbildend
Molke	Milch, Sahne
Blattsalate	naturbelassene Öle und Fette
Gemüse	Rübensirup
Sprossen, Keimlinge	Trockenobst
Kartoffeln	Mandeln
Frischobst	Getreidekaffee, schwarzer Tee (lang gezogen, mit Sahne verfeinert)
Kräuter	trockener Wein
Pilze	
Gemüsesäfte, Fruchtsäfte	

Lagern sich im Körper jedoch auf Dauer zu viele Säuren an, ohne rechtzeitig abtransportiert oder neutralisiert zu werden, so kann er – trotz von der Natur »eingebauter« Puffersysteme – nicht mehr gegensteuern, vor allem, wenn er bereits geschwächt ist. Es kommt zu einem gefährlichen Säureüberschuss (Azidose) mit all seinen negativen Auswirkungen auf die Gesundheit.

Die Wirkung von Säuren und Basen im Organismus

Wirkung auf	Bei Säure-Basen-Gleichgewicht	Bei Übersäuerung
Blutdruck	sinkt	steigt
Atmung	verlangsamt sich	wird schneller
Blutzucker	sinkt	steigt
Stoffwechsel	reguliert sich	wird überaktiv
Körpertemperatur	sinkt	steigt
Entzündungen	Anfälligkeit sinkt	Anfälligkeit steigt

Wirkung auf	Bei Säure-Basen-Gleichgewicht	Bei Übersäuerung
Schlaf	gesundes Schlafbedürfnis, normale Müdigkeit	Schlafstörungen häufen sich
Leistungsfähigkeit	große Spannkraft und Ausdauer	Antriebslosigkeit, Abgeschlagenheit, rasche Ermüdung
Sonnenlichtverträglichkeit	hohe Verträglichkeit von UV-Strahlen	erhöhte Empfindlichkeit gegen UV-Strahlen
vegetatives Nervensystem	entspannte, ruhige Verfassung	Anspannung steigt
Stimmungslage	gute Laune, Fröhlichkeit, gehobene Stimmung	Gedrücktheit, depressive Verstimmung

Tierische Lebensmittel wirken tendenziell säurebildend, während pflanzliche eher basenbildenden Charakter haben, da sie einen hohen Gehalt an den Mineralstoffen Kalium, Kalzium, Magnesium und Natrium aufweisen. Auch aus diesem Grund also ernähren sich Vegetarier in der Regel gesünder als Fleischesser.

Um aber keine Missverständnisse aufkommen zu lassen: Säuren nehmen durchaus eine Funktion im Körper wahr. So ruft etwa die im aktiven, arbeitenden Muskel entstehende Milchsäure ein Müdigkeitsgefühl hervor, das den Sporttreibenden daran erinnert, rechtzeitig mit der Belastung aufzuhören. Ferner bewirkt Säure an freien Nervenenden Schmerz – ein wichtiges Warnsignal, dass etwas im Körper nicht stimmt.

Dennoch gilt auch für Säuren: Allzu viel ist ungesund. Eine chronische Übersäuerung begünstigt die Entstehung diverser Krankheiten.

Saure Lebensmittel sind beispielsweise Joghurt, Dickmilch, Kefir, unreife Früchte (je unreifer, desto saurer), Beeren, Zitrusfrüchte und ihr Saft, Stein- und Kernobst, Tomaten, Rhabarber, Sauerkraut, Honig und Essig. All diese zunächst sauren Lebensmittel können z.T. basenbildend wirken.

Was uns so sauer macht

Wir kennen zahlreiche Faktoren, die bei einer bereits vorliegenden Schwächung des Körpers zu einer Azidose führen können. Kommen gar mehrere von ihnen zusammen, so steigt das Übersäuerungsrisiko noch.

Faktoren, die eine Übersäuerung begünstigen, sind beispielsweise:

- falsche Ernährung
- Vitamin- und Mineralstoffmangel
- übermäßiger Konsum von Genussmitteln (Alkohol, Nikotin, Kaffee)
- Bewegungsmangel
- Stress und negative Emotionen
- bestehende Krankheiten (Verdauungsstörungen, Funktionsstörungen von Bauchspeicheldrüse und Leber/Gallenblase, Diabetes mellitus)
- falsche Atmung
- chemische Arzneimittel (Schmerzmittel, Antirheumatika)
- Elektrosmog

- Umweltgifte (Schwermetalle, Kunststoffe, Farben, Abgase, Lärm, Verbrennungsrückstände, Spritz- und Düngemittel)

Eine gesunde Lebensweise zahlt sich also auf Dauer aus. Dabei sollte das Augenmerk besonders auf einer ausgewogenen Ernährung liegen. Säurebildende Lebensmittel – etwa solche, die viel tierisches Eiweiß enthalten – sind sparsam zu konsumieren. Aber auch und vor allem ein Zuviel an raffinierten und denaturierten Lebensmitteln (z.B. Weißmehlprodukte und zuckerhaltige Nahrung) löst im Körper eine verstärkte Säurebildung aus. Dem Körper werden während der Verstoffwechselung von weißem Zucker Vitamine und Mineralien entzogen, die dann fehlen. Somit können die Säuren, die beim Zuckerverzehr entstehen, nicht mehr neutralisiert werden.

Gleichfalls übersäuernd schlägt der Verzehr von zu viel Fett zu Buche, denn auch Fette werden im Organismus zu Säuren abgebaut. Besteht bereits ein Vitamin- und Mineralstoffdefizit, so bleiben saure Rückstände übrig. Und das unheilvolle »Guthaben« auf dem Säurekonto des Körpers wächst allmählich.

Genussmittel wie Kaffee und Alkohol tragen zur Übersäuerung des Körpers bei. Rauchen ist ein Säurelocker. Meiden Sie Nikotin! Genießen Sie Kaffee und Alkohol in Maßen.

Nicht zuletzt spielt auch die Zubereitungsweise der Nahrung eine entscheidende Rolle: Durch zu langes und starkes Erhitzen etwa werden Basenbildner an die Kochflüssigkeit abgegeben. Sie sind damit für die Gesamtbilanz verloren und machen den Weg frei für die Säuren.

Die Garflüssigkeit von Gemüse und Kartoffeln enthält wichtige basenbildende Mineralien. Schütten Sie sie daher nicht einfach in den Ausguss, sondern verwenden Sie sie weiter – beispielsweise als schmackhafte Sauce oder Brühe.

Eine Azidose erkennen

Ein Säureüberschuss (Azidose) kann auf einen bestimmten Körperbereich beschränkt bleiben (lokale Azidose) oder den ganzen Organismus betreffen; von einer latenten Azidose spricht man dann, wenn sie noch nicht offen ausgebrochen und somit auch nicht im pH-Wert des Blutes nachweisbar ist.

Symptome einer Azidose sind:
- Abgeschlagenheit/Müdigkeit ohne erkennbaren Grund
- depressive Verstimmung, Antriebslosigkeit, Reizbarkeit
- Schlafstörungen
- Kopfschmerzen/Migräne
- wiederkehrende Atemwegsinfekte
- Muskel-, Gelenk- und Nervenschmerzen
- Pilzinfektionen
- chronische Magen-Darm-Störungen
- Osteoporose, Bandscheibenbeschwerden, rheumatische Erkrankungen
- Gicht
- Hautentzündungen

- Haarausfall
- Mund- und Schweißgeruch
- Bindegewebsschwäche (Krampfadern, Hämorrhoiden, Leistenbrüche)
- zu hoher oder niedriger Blutdruck, Durchblutungsstörungen, ständig kalte Extremitäten
- Herzrhythmusstörungen
- Hörsturz
- Gedächtnisschwäche, Konzentrationsstörungen
- Nierenerkrankungen

Der pH-Wert des Blutes schwankt beim gesunden Menschen zwischen etwa 7,3 und 7,45. Ist er erhöht, so liegt eine akute Azidose vor. Allerdings sagt es nichts über den Gesamtsäuregehalt des Organismus aus, wenn der pH-Wert normal ist. Deshalb ist es so wichtig, den eigenen Körper sehr gut zu beobachten und mögliche Symptome für eine Übersäuerung zu erkennen.

Bei kleineren »Säuresünden« hilft sich der Körper in der Regel selbst: So kann es etwa nach einer säurereichen Mahlzeit zu Durchfall kommen, mit dem die überschüssigen Säuren ausgeschieden werden. Der Körper kann sich auf diesem Wege entgiften.

Auch bei Sodbrennen und Magenbeschwerden sollte man nicht blindlings Säureblocker einsetzen. Diese wirken nämlich nicht nur der Bildung von Magensäure entgegen, sondern behindern auch noch die Basenproduktion im Magen. Das ganze Verdauungsgefüge gerät damit aus dem Gleichgewicht. Oft ist es sinnvoll, bei Magenproblemen und anderen säurebedingten Störungen die Ernährung auf eine Kost umzustellen, die reich an Basenbildnern ist, und säurebildende Lebensmittel so weit wie möglich durch neutrale zu ersetzen.

Fehlende Basen können auch in Form von rezeptfreien Fertigpräparaten (Basenpulver, Natriumbikarbonat) zugeführt werden, die in Apotheke und Reformhaus erhältlich sind.

Ersatz für säurebildende Lebensmittel

säurebildende Lebensmittel	Ersatz
Fleisch, Geflügel, Wild, Fisch, Meeresfrüchte	Tofu, Gemüse
Wurst und Käse als Brotbelag	Quark, Frischkäse
raffiniertes Pflanzenöl	kalt gepresstes Pflanzenöl
tierisches Kochfett (Butter, Schmalz, Talg, Speck, gehärtete Margarine, gehärtetes Pflanzenfett)	kalt gepresstes Pflanzenöl, ungehärtete Margarine, ungehärtetes Kokosfett
Pommes frites, Kartoffelchips	Salzkartoffeln, Pellkartoffeln
Weißbrot, Mischbrot	Vollkornbrot
geschältes Getreide (auch polierter Reis)	Vollkorngetreide, Naturreis
Weißmehl, Weißmehlprodukte	Vollkornprodukte
getrocknete Hülsenfrüchte	frische Hülsenfrüchte, frisches Gemüse
saure, unreife Früchte	süße, reife Früchte
weißer Zucker, Kandis, brauner Zucker, Traubenzucker	Ahornsirup, Rübensirup, Honig, Apfeldicksaft, Birnendicksaft, Frutilose

säurebildende Lebensmittel	Ersatz
Marmelade, Konfitüre	Honig, Mandelpüree
Süßigkeiten, Eiskrem	Dörrobst
Nüsse	Paranüsse, Mandeln
Fleischbrühe	Gemüsebrühe
Essigessenz	Molkosan, Brottrunk, Saft von reifen Zitronen, Limettensaft, in geringen Mengen milder Essig (Obst- oder Balsamessig)
Bohnenkaffee, schwarzer Tee	Getreidekaffee, schwarzer Tee (lang gezogen, mit Sahne verfeinert)
Softdrinks, Alkoholika	frische Fruchtsäfte und Fruchtschorlen, Wasser, Mineralwasser, Kräuertees, Gemüsesäfte

Entsäuern durch Trennen

Rasch erkannte Hay, dass es im Prinzip darum gehen musste, den Körper zu entgiften und zu entsäuern, dass ausschließlich durch eine naturgemäße Ernährung dem Körper alle notwendigen Nährstoffe zugeführt werden können. Dann arbeitet der Organismus wieder optimal, der Stoffwechsel erfährt eine Entlastung, Alterungsprozesse werden verzögert, und Befinden sowie Leistungsfähigkeit bessern sich. Durch gesunde Ernährung, so Hays feste Überzeugung, konnten und können viele Menschen wieder gesund werden.

Genial einfach – einfach genial

Das ebenso simple wie effektive Prinzip der Trennkost besteht darin, dass eiweißreiche und kohlenhydratreiche Lebensmittel nur noch zeitversetzt, also nicht mehr gleichzeitig konsumiert werden.

Sehr unterschiedliche Lebensmittel stellt uns die Natur zur Verfügung: Hier wären zunächst einmal Nahrungsmittel zu nennen, die entweder überwiegend aus Eiweiß oder überwiegend aus Kohlenhydraten bestehen (ausgenommen Hülsenfrüchte wie Bohnen, Linsen und Erbsen, die beide Nährstoffgruppen in hohen Konzentrationen enthalten). Bei beiden handelt es sich jedoch um Säurebildner.

Grundsätzlich gilt für den Trennungsplan: Die Basenbildner Obst, Salat, Gemüse aus der neutralen Gruppe dürfen reichlich genossen werden, während die Lebensmittel aus den übrigen beiden Gruppen in Maßen verwendet werden sollten. Fettreiche und alle anderen mit Stern gekennzeichneten Lebensmittel sind noch sparsamer zu dosieren.

Beim Betrachten der Liste mag auf den ersten Blick verwundern, dass Käse unter 55 Prozent in der Trockenmasse zur Eiweißgruppe zählt, während fettreichere Sorten als neutral eingestuft werden; ebenso befremdet zunächst die Zuordnung von ungesäuerter Milch in die Eiweißgruppe und von gesäuerten Milchprodukten in die neutrale Gruppe. Gesäuerte Milchprodukte gelten als vorverdaut.

Die Gruppeneinteilung

Eiweißreiche Kost	Kohlenhydrat-reiche Kost	Neutrale Gruppe
gegartes Fleisch* (außer vom Schwein) und Geflügel*	Vollkorngetreide	Gemüse und Salat
gegarte Wurst*	Vollkorn-erzeugnisse	Oliven, Avocados
frischer Fisch und gegarte Meeres-früchte	Kartoffeln	Sprossen und Keimlinge
gekochte Tomaten**	Topinambur	Pilze
gekochter Spinat**	Schwarzwurzeln	ungehärtete pflanzliche Fette und Öle*
ungesäuerte Milch	süßes Obst: Bananen, frische und getrocknete Datteln und Feigen, ungeschwefelte Trockenfrüchte	kalt gepresste Öle aus Samen und Keimlingen*
Käse bis 55 % Fett i. Tr.	Süßungsmittel* (Honig, Ahornsi-rup, Birnen- und Apfeldicksaft, Frutilose)	tierische Fette, Butter, Sahne
Eier		gesäuerte Milch-produkte wie Joghurt
Tofu		Käse über 60 % Fett i. Tr.
		Weißkäse
		Nüsse und Samen
		Eigelb, Hefe, Gewürze*, Gelier-mittel

Gemieden werden sollten:

Weißmehlprodukte, polierter Reis, getrocknete Hülsenfrüchte, Fertiggerichte, Konserven, Zucker, Süßstoffe, Kochsalz, Schweinefleisch, Wurst und Schinken vom Schwein, rohes Fleisch, rohes Hühnereiweiß, gehärtete Fette, käufliche Mayonnaise, Essig, Erdnüsse, Marmelade, hochprozentige Alkoholika. Nur in geringen Mengen erlaubt: Kaffee, schwarzer Tee, Kakao.

* Nur in geringen Mengen zu konsumieren.
** Unter historischem Aspekt nach Hay gehören diese Lebensmittel zu den Eiweißmahlzeiten.

WISSEN

Nicht verwechseln!

Es gilt, bei den Lebensmitteln zwischen den Säure- und Basenbildnern einerseits und der Eiweiß-, Kohlenhydrat- und neutralen Gruppe andererseits zu unterscheiden. Entscheidend für die Klassifizierung ist die säure- oder basenbildende Eigenschaft: So wird Käse über 60 % Fett in der Trockenmasse zur neutralen Gruppe gezählt, weil er einen geringeren Eiweißanteil als magerer Käse hat.

Es kommt in erster Linie nicht (nur) auf den Säuregehalt der Lebensmittel an, sondern vielmehr auch auf ihren Kohlenhydrat- und Eiweißgehalt und – noch wichtiger – darauf, ob sie Säuren bilden oder nicht. Da über 60-prozentiger Käse weniger Eiweiß als fettärmerer Käse enthält, behindert er den Kohlenhydratabbau kaum; so können also auch kaum überschüssige Säuren bei der Verdauung entstehen – Grund genug, ihn in die neutrale Gruppe aufzunehmen, was jedoch wiederum nicht heißt, dass er gar kein Eiweiß aufweist. Es bedeutet vielmehr, dass er mit kohlenhydratreichen Lebensmitteln kombiniert werden darf. Genauso verhält es sich auch mit den gesäuerten Milchprodukten, die durch Milchsäuregärung vorverdaut und damit leichter zu verdauen sind.

Saure Früchte können gut mit der (säurebildenden) Eiweißgruppe kombiniert werden, obwohl sie kein Eiweiß enthalten. Dies ist vielmehr eine Hilfsmaßnahme, um zu verhindern, dass sie zusammen mit Kohlenhydraten verzehrt werden. Sie weisen nämlich viele Fruchtsäuren auf, die die Kohlenhydratverdauung stören können, da sie den pH-Wert im Mund zum Sauren hin verschieben, sodass die Speichelamylase (ein kohlenhydratspaltendes Enzym) in ihrer Wirkung beeinträchtigt wird.

Einwände gegen Trennkost entkräftet

Kritische Einwände gegen Trennkost – und sinnvolle Gegenargumente

Contra: Die empfohlene Lebensmittelauswahl sichert keine ausreichende Nährstoffversorgung, da nur 20 bis 25 Prozent der Nahrung aus säurebildenden Lebensmitteln wie Getreideprodukten, Fleisch und Fisch bestehen.

Pro: Eine ausreichende Versorgung mit allen Nährstoffen ist sehr wohl gewährleistet, da der Reichtum an aufgenommener pflanzlicher Kost eine genügende Zufuhr von qualitativ hochwertigen Proteinen garantiert.

Contra: Getreide und Getreideerzeugnisse, die essenzielle Nährstoffe wie B-Vitamine, Folsäure, Magnesium, Eisen und Selen liefern, kommen bei der Trennkost deutlich zu kurz.

Pro: Lediglich der Schwerpunkt ist verschoben, und zwar hin zu einem mengenmäßig nicht begrenzten Konsum von Obst, Salat und Gemüse (die ja reich an Vitaminen, Mineralien, Spurenelementen und bioaktiven Substanzen sind), sodass die eingeschränkte Zufuhr von Getreide von der Nährstoffbilanz her nicht ins Gewicht fällt.

Contra: Vernachlässigt wird Käse, der viel Kalzium enthält, Seefisch, der Jod und Omega-3-Fettsäuren liefert, und Fleisch, das für die Zufuhr von Eisen sorgt.

Pro: Letztlich ist die Bilanz wichtig – also nicht nur die zugeführte Menge etwa an Kalzium, sondern auch, wie der Körper dieses aufnimmt und wie viel davon ausgeschieden wird.

Kritische Einwände gegen Trennkost – und sinnvolle Gegenargumente

Beispielsweise wird dem Körper bei Fleischverzehr mehr Kalzium entzogen als zugeführt, bedingt durch das im Fleisch enthaltene Phosphat. Dank der zahlreichen Basenbildner wird dagegen ein Kalziumverlust über den Urin vermieden. Bei Milchprodukten wie Käse ist dies tendenziell ähnlich. Was Seefisch betrifft, der ja reich an Omega-3-Fettsäuren ist, so ist zu berücksichtigen, dass bei richtiger Anwendung der Trennkostrichtlinien gar nicht so viele dieser Fettsäuren benötigt werden, da ja auch weniger entzündungsfördernde Stoffe aufgenommen werden. Bei Krankheiten, die ausdrücklich eine höhere Zufuhr von Omega-3-Fettsäuren erfordern, ist die Kost dagegen entsprechend zu modifizieren und dem individuellen Fall anzupassen. Wer Jodsalz konsumiert, benötigt kein zusätzliches Jod über Seefisch. In Bezug auf Eisen sei angemerkt, dass der Reichtum an Salat, Gemüse und Obst mit seinem hohen Vitamin-C-Anteil dafür sorgt, dass das gelieferte Eisen besser aufgenommen und verwertet wird. Die Ausfuhr wird gesenkt und die Bilanz ausgeglichen.

Contra: Eine basenüberschüssige Kost bringt keine nachweisbaren gesundheitlichen Vorteile. Eine Übersäuerung ist beim gesunden Menschen nicht zu befürchten, da Puffersysteme den Säure-Basen-Spiegel in Blut und Gewebe konstant halten. Zu einer Azidose kann es zwar bei einer Stoffwechselentgleisung wie Diabetes mellitus kommen, diese muss jedoch ohnehin vom Arzt behandelt werden.

Pro: Eine basenüberschüssige Kost hilft dem Organismus, überschüssige Säure abzugeben, sodass die Enzyme besser arbeiten können. Die Puffersysteme im Körper können andererseits bei ständiger Beanspruchung so weit überfordert werden, dass der Organismus dekompensiert. Die Erfahrungen ganzheitsmedizinischer Ärzte zeigen, dass nicht nur Diabetiker, sondern fast alle chronisch Kranken übersäuert sind und die Therapie der Azidose zugleich auch den Therapieerfolg der bestehenden Erkrankung beschleunigt und günstig beeinflusst.

Kritische Einwände gegen Trennkost – und sinnvolle Gegenargumente

Contra: Es wird der Eindruck vermittelt, dass durch das Trennprinzip bestimmte Krankheiten wie Nierenerkrankungen, Diabetes mellitus oder Fettstoffwechselstörungen maßgeblich beeinflusst bzw. geheilt werden können. Wer jedoch seine Ernährung umstellt und reichlich Obst, Gemüse und Salat verzehrt sowie auf große Fleischportionen, fette Wurst, Zucker, Süßigkeiten und täglichen Alkoholkonsum verzichtet, kann den Krankheitsverlauf ebenfalls positiv beeinflussen – und zwar ohne Trennkost.

Pro: Es ist richtig, dass sich Krankheitsverläufe durch eine entsprechende Ernährungsumstellung unabhängig von der Trennkost bessern. Wie die ärztliche Erfahrung bei mittlerweile weit über 100000 Patienten jedoch zeigt, entlastet das Trennprinzip die Verdauungsorgane und beschleunigt die Verdauung, sodass einer Selbstvergiftung aus dem Darm vorgebeugt und die Entgiftung des Körpers erleichtert wird. Das Trennprinzip stellt somit eine wesentliche Hilfe für all jene dar, deren Stoffwechsel beeinträchtigt ist. Trennkost hält den Insulinspiegel niedrig und beugt somit Krankheiten vor.

Die vorgebrachten Kritikpunkte lassen sich also samt und sonders widerlegen. Betrachtet man das Ganze, wird klar, dass die Trennkost eine vielseitige, vollwertige und auch langfristig empfehlenswerte Ernährungsform darstellt, die den Nährstoffbedarf des Körpers deckt und das Wohlbefinden fördert – und nicht zuletzt Krankheiten bessert oder gar behebt. Beschäftigt man sich näher mit der Trennkost, werden die zahlreichen Vorteile schnell deutlich.

Trennkostgerechte Ernährung ...

- ist im Alltag leicht umzusetzen, ohne Kalorien zählen zu müssen
- schränkt weniger ein als viele Diäten, da auf nur wenige Lebensmittel völlig verzichtet werden muss (daher leichte Umstellung von Normal- auf Trennkost)
- ist abwechslungsreich und bekömmlich, kalorien-, natrium- und cholesterinarm sowie kaliumreich
- senkt den Fleisch-, Fett- und Stärkeverzehr und legt den Schwerpunkt auf Salat, Obst und Gemüse
- sättigt mit weniger Kalorien länger als Normalkost
- beugt Krankheiten vor und begünstigt Heilungsvorgänge
- sorgt dafür, dass die Müdigkeit nach dem Essen entfällt
- erhöht die Leistungsfähigkeit und verkürzt die Erholungsphasen
- entwässert und entlastet damit Herz, Kreislauf und Nieren
- verstärkt die Wirkung von Medikamenten, sodass diese niedriger dosiert werden können
- fördert die Entsäuerung und die Normalisierung des Gewichts (Dicke nehmen ab und Dünne zu)
- wirkt schmerzlindernd durch Entsäuerung
- verbessert die Verdauung sowie die Verträglichkeit vieler Lebensmittel
- senkt erhöhte Blutfette und Blutdruckwerte
- bessert viele Laborparameter (Leukozyten, Leberwerte, Harnsäure, Cholesterin u.a.)
- stärkt dank des Reichtums an sekundären Pflanzenstoffen das Immunsystem und beugt Krebs, Herzinfarkt und Schlaganfall vor.

Trennkost als Therapie

Trennkost wirkt sich also positiv auf die Gesundheit aus. Obwohl in erster Linie als Dauerkost für Gesunde gedacht, kann sie auch bereits vorliegende Erkrankungen, Übergewicht und andere Störungen günstig beeinflussen. Sehr vielfältig sind die positiven Auswirkungen auf das Allgemeinbefinden. In der Regel wundern sich Menschen, die von Normalkost auf Trennkost umstellen, über die »plötzliche« Rückkehr von Vitalität, Wohlgefühl und Lebensfreude, die ihnen im Zuge der Übersäuerung (unter der ja die meisten von uns leiden) längst abhanden gekommen waren. Sie spüren generell eine Verbesserung ihres Allgemeinzustandes:

- Die »pathologische« Tagesmüdigkeit (nicht zu verwechseln mit der »physiologischen« Müdigkeit, die nach anstrengenden körperlichen Tätigkeiten auftritt) verschwindet.
- Die Verdauung bessert sich.
- Beweglichkeit und Elastizität des Körpers nehmen zu.
- Verspannungen, Befindlichkeitsstörungen und Schmerzen verringern sich, treten seltener auf oder verschwinden ganz: darunter Regelbeschwerden, Kopf-, Unterleibs- und Rückenschmerzen sowie Wetterfühligkeit.
- Die Haut wird spürbar straffer, reiner und jugendlicher.

Zivilisationskrankheiten

Unter Zivilisationskrankheiten sind Erkrankungen zu verstehen, die durch unsere moderne Lebensweise verursacht bzw. verschlimmert werden. Bereits zu Beginn im Kapitel »Ernährungsbedingte Krankheiten« habe ich einige davon aufgezählt.

Auslöser der sogenannten Zivilisationskrankheiten ist die Abkehr von einer naturgemäßen Lebensführung: Wir ernähren uns falsch, sind Tag für Tag zahlreichen negativen Einflüssen, Stress sowie Umweltgiften ausgesetzt und bewegen uns zu wenig. Vieles davon beginnt bereits bei einer mangelhaften Verdauung. Das mag harmlos klingen, doch es hat weit reichende Folgen. Am Anfang der sogenannten Selbstvergiftung aus dem Darm, die heute als Auslöser für viele chronische Erkrankungen gilt, steht nämlich eine ungenügende Verdauungsleistung des Organismus.

Dr. Hay erkannte früh diesen Zusammenhang zwischen Ernährung, Verdauung und Krankheit und entwickelte die Trennkost nicht zuletzt deshalb, um den Menschen den Weg zurück zu einer gesunden Lebensführung zu weisen. Im Folgenden sei exemplarisch an den wichtigsten Zivilisationskrankheiten gezeigt, auf welch heilsame Weise diese besondere Kostform Körper, Geist und Seele beeinflussen kann.

Allergien

Wahre Klassiker unter den Zivilisationskrankheiten sind die Allergien, die in unseren Tagen schon fast seuchenartig um sich greifen. Schätzungen gehen davon aus, dass heute zwischen 40 und 90 (!) Prozent aller Menschen im Laufe ihres Lebens eine Allergie oder Unverträglichkeit gegen Lebensmittel oder bestimmte

Umwelteinflüsse entwickeln. Symptome einer Allergie reichen von Heuschnupfen über Migräne bis hin zu Herz-Kreislauf-Beschwerden oder Schwächeanfällen.

Zahlreiche klinische Erfahrungen mit Allergikern belegen eindrücklich, dass eine gesunde, ausgewogene Ernährung bestehende Unverträglichkeiten und Allergien lindern oder gar verschwinden lassen kann – unter der Voraussetzung, dass konsequent auf eine weitgehend naturbelassene, vollwertige Kost umgestellt wird.

Als noch effizienter hat sich in diesem Bereich die Trennkost erwiesen, da sie den Verdauungstrakt schont, eine vollständige Verwertung aller zugeführten Nährstoffe ermöglicht und der Übersäuerung mit all ihren schädlichen Folgen entgegenwirkt. Und nicht genug damit: In einigen Fällen lassen sich allergische Symptome schon allein durch die Anwendung der Trennkost in den Griff bekommen – und zwar ganz ohne teure und eventuell nebenwirkungsträchtige chemische Medikamente.

Nierenerkrankungen

Ein Beispiel aus der Praxis mag hier am Anfang stehen: 120 Patienten, die an Nierenkrankheiten litten und von der konventionellen Medizin als »unheilbar« eingestuft worden waren, wurden in der Klinik Dr. Walb in Homberg/Ohm mit Trennkost behandelt. Und plötzlich gab es wieder Hoffnung: Der Gesundheitszustand von 80 Prozent der Probanden besserte sich deutlich oder wurde sogar vollkommen wiederhergestellt.

Der Grund für diese erstaunlichen Erfolge ist in einer durch die Trennkost geförderten vermehrten Flüssigkeitsausscheidung über die Niere zu suchen, die Herz und Nieren entlastet. Allerdings sollte gerade bei Nierenerkrankungen mit Einschränkung der Nierenfunktion die Trennkosternährung den Bedürfnissen der Patienten angepasst, das heißt salz- und eiweißarm gehalten werden.

Die Nieren werden entlastet, oft sinkt der häufig anzutreffende Bluthochdruck, das Fortschreiten der Erkrankungen verlangsamt oder die Krankheit bessert sich.

Herz-Kreislauf-Erkrankungen

Herz-Kreislauf-Erkrankungen führen nach wie vor die Liste der Todesursachen in den Industrienationen an. Nicht zuletzt deshalb kommt gerade in diesem Bereich der Prävention eine tragende Rolle zu. Es gilt seit Längerem als erwiesen, dass eine geeignete Ernährung diesem Krankheitskomplex vorzubeugen vermag. Wie Dr. Walb zeigen konnte, gilt dies in besonderem Maße für die Trennkost.

Diabetes mellitus

Unter Diabetes mellitus versteht man eine angeborene oder erworbene Störung des Zuckerstoffwechsels: Dabei ist der Blutzuckerspiegel chronisch erhöht, da – bedingt durch einen Insulinmangel oder ein vermindertes Ansprechen des Organismus auf dieses Bauchspeicheldrüsenhormon – der Traubenzucker im Blut nicht mehr ins Zellinnere aufgenommen werden kann.

WISSEN

Das müssen Diabetiker beachten

Für Diabetiker, die ja keinen Zucker zu sich nehmen dürfen, empfiehlt sich eine Modifikation der Trennkost wie folgt. Diese Patienten sollten

- süßes Obst meiden
- kleinere Zwischenmahlzeiten einlegen, die reich an Salat, Gemüse und Obst sind
- mehrere fleischfreie Tage in der Woche strikt einhalten
- noch mehr auf eine ballaststoffreiche Ernährung achten als Gesunde
- die Kohlenhydratmahlzeiten nach der an die Trennkost angepassten morgendlichen und abendlichen Insulinspritze zu sich nehmen (sofern sie insulinpflichtig sind)
- bei bestehendem Übergewicht allmählich stetig abnehmen durch fettarme Trennkost.

Den überschüssigen Zucker, der ja den Zellen Energie liefern sollte, scheiden Diabetiker bei Blutzuckerwerten über 180 mg/dl über den Urin wieder aus, wobei große Mengen an Flüssigkeit und Mineralien verloren gehen. Zusätzlich kommt es zu Fettstoffwechselstörungen, die wiederum zu einer Übersäuerung führen können.

Ziel einer Diabetestherapie muss daher stets die Senkung des Blutzuckerspiegels und die Beseitigung der Übersäuerung sein. Der Gedanke an Trennkost drängt sich also beinahe von selbst auf.

Und in der Tat: Die Erfolge sprechen für sich. So konnte Dr. Walb zeigen, dass bei 210 in seiner Klinik unter anderem mit Trennkost behandelten Diabetikern nach durchschnittlich vier bis sechs Wochen die Harnzuckerwerte um rund 98 Prozent und die Blutzuckerwerte um rund 90 Prozent sanken. Die Insulineinheiten konnten ebenfalls deutlich reduziert werden, während sich Kreislaufbeschwerden besserten. Bei fünf Patienten war es sogar möglich, die Amputation von Zehen, Fuß oder Unterschenkel zu vermeiden.

Der Grund für diese erfreulichen Ergebnisse ist die Tatsache, dass die große Menge der mit der Trennkost zugeführten Ballaststoffe für eine langsamere Aufnahme des Traubenzuckers aus der Nahrung ins Blut sorgt. Der Blutzucker steigt also über einen längeren Zeitraum allmählich an, anstatt rasch emporzuschnellen und ebenso rasch wieder abzufallen. Und damit wiederum kommt die Bauchspeicheldrüse besser zurecht, die ja für die Bereitstellung des Insulins (soweit noch vorhanden) zuständig ist.

Doch das ist noch nicht alles: Unter einer Ernährung nach dem Trennprinzip sinken Blut- und Harnzucker, und die Insulingabe kann allmählich reduziert werden. Bei Diabetikern, die nicht insulinpflichtig sind, normalisiert sich der Blutzucker noch schneller. Nicht selten – besonders beim Alterszucker – wird die gesamte Medikamenteneinnahme sogar vollkommen überflüssig; stattdessen kehren Wohlbefinden und Leistungsfähigkeit ins Leben des Patienten zurück. Und zuletzt ein »Zuckerl« für alle übergewichtigen Diabetiker: Sie verlieren unter Trennkost mehr Gewicht als bei der üblichen Ernährung.

Blutzucker und glykämischer Index

Auch beim Gesunden kann es unter Umständen (z. B. durch große körperliche Anstrengung, bei Flüssigkeits- und Nahrungsmangel) zu einer so genannten Unterzuckerung kommen. Der plötzliche Blutzuckerabfall führt zu Heißhungergefühlen vor allem nach Süßem (denn Kohlenhydrate erhöhen ja den Blutzucker), die meist durch die unkontrollierte Aufnahme von Nahrung gestillt werden. Der Blutzuckerspiegel steigt daraufhin sprunghaft an, sodass die Bauchspeicheldrüse große Mengen von Insulin produzieren muss, damit der Traubenzucker (Glukose) in die Zellen gelangen kann. Infolge der überschießenden Insulinausschüttung sinkt der Blutzuckerwert nun ebenso schnell wieder ab, wie er sich erhöht hat – um aufs Neue eine Unterzuckerung zu provozieren.

Diese »Schaukel« hat nichts mehr mit einem gesunden Blutzuckerhaushalt zu tun, sondern laugt den Körper allmählich aus. Letztlich vermag nämlich nur ein ausgewogener Stoffwechsel zu gewährleisten, dass der Organismus sämtliche Funktionen wahrnehmen kann, ohne sich zu verausgaben und am Ende krank zu werden.

Der glykämische Index (GI) ist hier nun eine wertvolle Orientierungshilfe. Er gibt an, wie schnell der Kohlenhydratanteil eines Nahrungsmittels im Vergleich zur Glukose ins Blut gelangt. Generell unterliegt der glykämische Index individuellen Schwankungen und variiert leicht, bedingt durch die Zubereitungsart.

Als Referenzgröße wurde der Glukose ein GI von 100 zugewiesen. Nahrungsmittel mit einem GI über 50 haben einen relativ hohen Wert, das heißt ihr Kohlenhydratanteil geht verhältnismäßig schnell ins Blut über. Zum Vergleich: Vollkornbrot, das ja einen hohen Ballaststoffanteil aufweist (welcher wiederum für eine langsamere Aufnahme des Zuckers ins Blut sorgt), hat einen GI von 50. Der von Weißbrot dagegen liegt bei 69.

Wer also konsequent Lebensmittel mit niedrigem GI zu sich nimmt, bleibt in der Regel länger satt, isst weniger und nimmt darum auch weniger zu. Und er sorgt natürlich für einen ausgeglichenen Blutzuckerspiegel.

Zum glykämischen Index (GI) lässt sich Folgendes festhalten:

- Eiweißmahlzeiten erhöhen aufgrund ihrer sehr niedrigen glykämischen Indizes den Blutzucker nur sehr geringfügig. Da also kaum Insulin produziert werden muss, können überzählige Kalorien auch nicht als Fett abgespeichert werden.
- Kohlenhydratmahlzeiten, die weitgehend ohne Fett auskommen, erhöhen den Blutzucker- und Insulinspiegel, wenn auch nur kurzfristig. Da sie kalorienarm zubereitet sind, stehen hier jedoch weniger Kalorien zur Verfügung, um in Fettgewebe umgewandelt zu werden. Umgekehrt verhält es sich bei fettreichen Kohlenhydratmahlzeiten – die nicht unmittelbar verwerteten Kalorien werden sofort in die Fettdepots geschickt. Und man wird schnell wieder hungrig.

Gewichtsreduktion

Das Abnehmen ist wahrlich ein Kapitel für sich. Wer einmal ein paar Diäten hinter sich gebracht hat und den Jojo-Effekt der schnell zurückkehrenden Pfunde aus leidvoller Erfahrung kennt, wird wissen, dass nur eine langfristige Ernährungsumstellung – am besten kombiniert mit Bewegung – dauerhaften Erfolg beschert. Hier bietet sich die Trennkost an, denn sie liefert dem Körper alle lebensnotwendigen Nährstoffe und sorgt für eine optimale Verwertung sowie den Abtransport von Giftstoffen, Schlacken und Säuren. Wenn man nun noch darauf achtet, möglichst wenig Fett zu sich zu nehmen, steht dem Purzeln der Pfunde nichts mehr im Wege.

Tolle Nebeneffekte hat die Gewichtsreduktion allemal:

- Blutzucker-, Blutdruck-, Cholesterin-, Triglyceridwerte sinken.
- Das Risiko für Herz-Kreislauf-Erkrankungen sinkt.
- Vorhandene Wirbelsäulen- und Gelenkbeschwerden gehen zurück.

Heißhunger ade

Zuallererst verabschieden wir uns ein für alle Mal von der Vorstellung, sich innerhalb weniger Wochen auf ein Wunschgewicht herunterhungern zu können. Mit Trennkost nehmen Sie nicht so schnell ab wie mit den meisten Crash-Diäten, dafür verbinden Sie aber Genuss mit Gesundheit, ernähren sich auch langfristig ausgewogen und werden am Ende Ihr neues, geringeres Gewicht halten. Unter Trennkost gilt ein Verlust von

80 Gramm bei Frauen und 110 Gramm bei Männern pro Tag als realistisch. So hat Ihr Organismus genügend Zeit, sich auf die veränderten Gegebenheiten einzustellen, und wird Sie nicht durch einen kurzerhand verringerten Grundumsatz »austricksen«.

Als Schlüsselsubstanz für die Bildung von Fettgewebe gilt das Insulin (das ja auch für den Übertritt der Glukose in die Zellen zuständig ist). Das bedeutet, dass der Körper jeden noch so kleinen Energieüberschuss aus der Nahrung, der nicht für Stoffwechselprozesse benötigt wird, mithilfe des Insulins im Fettgewebe abspeichert. Und es bedeutet ferner, dass umso mehr Fettzellen gebildet werden, je mehr Insulin zur Verfügung steht. Fett und Eiweiß haben in der Regel keinen glykämischen Index. Ihr Verzehr führt also nicht zu einem Blutzuckeranstieg und somit auch nicht zur Ausschüttung von Insulin.

Wer abnehmen möchte, sollte also kalorienärmere Lebensmittel bevorzugen. Wenn Sie nun noch sichtbares Fett wie Butter, Margarine und Öl weglassen bzw. beim Zubereiten Ihrer Mahlzeiten sehr sparsam damit umgehen, steht dem Abnehmen nichts mehr im Wege.

Das Geheimnis des Erfolgs

Ähnlich wie so viele Reduktionsdiäten kommt aber auch die Trennkost nicht ohne eine gehörige Portion Durchhaltevermögen aus: Sie müssen schon den festen Willen aufbringen, sich an die Trennkostprinzipien zu halten – und sich anfangs auch immer wieder selbst daran erinnern.

Die folgenden Tipps und Tricks helfen Ihnen dabei, Ihr Vorhaben in die Tat umzusetzen:

1. Setzen Sie sich ein realistisches Ziel – nicht eines, das von vornherein unerreichbar erscheint. Und vor allem: Setzen Sie sich nicht unter Druck. Lassen Sie sich Zeit.
2. Naturbelassene Nahrung hat generell einen niedrigeren glykämischen Index als industriell bearbeitete Lebensmittel.
3. Lassen Sie alles sichtbare Fett weg, verzichten Sie möglichst auf Kaffee und Alkohol und wählen Sie Milch, Milchprodukte und Fleisch mit geringem Fettgehalt. Wenn Ihnen der Fettgehalt eines Milchprodukts nicht bekannt ist, ordnen Sie dieses zweckmäßigerweise der neutralen Gruppe zu. Da Wurst häufig Fett in unbekannter Menge enthält, empfiehlt es sich, Schinken den Vorzug zu geben. Verwenden Sie nur qualitativ hochwertige Fette und Öle (ungehärtete Fette, kalt gepresstes natives Olivenöl).
4. Die Sättigungsrezeptoren im Magen reagieren erst 15 bis 20 Minuten nach Beginn einer Mahlzeit. Nehmen Sie daher vor jeder Hauptmahlzeit eine Portion Rohkost oder Salat zu sich. So fühlen Sie sich schneller satt und essen vom kalorienreicheren Hauptgericht weniger.
5. Legen Sie zwischen den einzelnen Hauptmahlzeiten eine Pause von mindestens drei bis vier Stunden ein.
6. Mehr als eine Eiweißmahlzeit pro Tag ist nicht zu empfehlen, da sonst die Gefahr besteht, dass dem Körper neben den Proteinen zu große Mengen an Cholesterin, gesättigten Fettsäuren und Purinen

(Vorstufen der Harnsäure) zugeführt werden könnten.

7. Verzichten Sie während des Abnehmens konsequent auf Nachtisch, aber hungern Sie nicht. Stattdessen sollten Sie (frühestens drei bis vier Stunden nach einer Hauptmahlzeit) Zwischenmahlzeiten einlegen.
8. Als Zwischenmahlzeit eignen sich ein Stück Obst, ein paar Vollkornkekse, ein Vollkornbrötchen, etwas Käse, ein Joghurt (ohne Zusatzstoffe), eine Gurke, ein oder zwei Tomaten, Buttermilch oder Kefir. Wenn Sie nichts essen möchten, können Sie Wasser, Kräuter- oder Früchtetee trinken. Meist verschwindet dann der Appetit von selbst wieder.
9. Die empfehlenswerte Trinkmenge hängt von vielen individuellen Faktoren ab. Pauschalwerte gibt es also nicht. Generell können Sie sich jedoch an folgende Faustregel halten: Sie haben dann genug getrunken, wenn Ihr Urin hell bis klar ist.
10. Treiben Sie zwei- bis dreimal wöchentlich moderaten Ausdauersport oder gehen Sie täglich eine halbe Stunde zügig spazieren. Bei ausreichender Bewegung und Belastung wird der Appetit zuverlässig gedämpft und Fettgewebe gezielt abgebaut.
11. Viele Frauen lagern wenige Tage vor der Regelblutung Wasser ein. Selbst wenn der Zeiger auf der Waage dadurch wieder nach rechts wandert – lassen Sie sich nicht beirren: Bereits am zweiten oder dritten Tag nach Beginn der Menstruation ist das Wasser wieder ausgeschieden.
12. Sind Frust oder Stress die Gründe, warum Sie beim Essen oft zuschlagen? Dann tun Sie bewusst etwas für die Entspannung, z. B. mit Entspannungstechniken wie Autogenes Training oder Yoga.

13. Reden Sie sich keine Gewissensbisse ein, wenn Sie wieder einmal zu viel oder zu ungesund gegessen haben. Dann gleichen Sie die Bilanz morgen eben durch einen Obsttag wieder aus.
14. Gehen Sie nie hungrig einkaufen. Schreiben Sie zu Hause Ihren Einkaufszettel und halten Sie sich daran. So sind Sie vor kalorienreichen Spontankäufen sicher.
15. Essen Sie stets mit Genuss, bewusst und langsam, und kauen Sie jeden Bissen gründlich. Dann haben Sie mehr davon, die Sättigung setzt schneller ein, und die Nahrung wird schon im Mund optimal vorverdaut.
16. Essen Sie nur, wenn Sie auch wirklich Hunger haben, und nicht, weil es eigentlich wieder Zeit für eine Mahlzeit wäre oder weil es andere von Ihnen erwarten.
17. Machen Sie sich nicht zum Sklaven der Waage! Wenn sich tagelang nichts bewegt, sollten Sie sich nicht entmutigen lassen. Am besten, Sie wiegen sich nur einmal wöchentlich.

Trennkost Tag für Tag

Die schwierigste Hürde stellt für viele die Umstellung von Normalkost auf Trennkost dar. Doch wenn man einmal das Trennkostprinzip begriffen hat, ist es wirklich ganz einfach. Als Richtlinie behalten Sie nur immer im Hinterkopf: Niemals überwiegend kohlenhydratreiche Lebensmittel mit überwiegend eiweißreichen kombinieren!

Wie wird aus Normalkost Trennkost?

Ein Beispiel mag verdeutlichen, wie einfach die Umstellung in der Praxis aussieht: Nehmen wir an, Sie sind auf einer Feier eingeladen. Auf den Tisch kommt Schweinebraten mit Sauce, Klößen, Karotten und Salat – eine Mahlzeit, die gleich dreifach gegen die Trennkostprinzipien verstößt, denn hier wird Eiweiß mit Kohlenhydraten kombiniert, bis auf den Salat ist nichts naturbelassen, und die Gewichtung von Säure- und Basenbildnern ist stark in Richtung Säure verschoben.

Was also tun? Nun, es ist eigentlich ganz einfach: Sie essen zunächst einmal den Salat, und zwar langsam und unter gründlichem Kauen. So überbrücken Sie schon einmal die Zeitspanne, bis die Sättigungsrezeptoren im Magen Verbindung zum Gehirn aufnehmen; außerdem ist der Salat am leichtesten verdaulich, blockiert also keinen Platz, wenn der Hauptgang nachkommt.

Anschließend entscheiden Sie sich: Lassen Sie heute lieber die Klöße (kohlenhydratreich) oder den Schweinebraten (eiweißreich) weg? Zu beidem passt das Gemüse, denn es gehört ja in die Gruppe der neutralen Lebensmittel. Da im Rahmen der Trennkost generell von Schweinefleisch aufgrund der darin enthaltenen Giftstoffe (Sutoxine) abgeraten wird, empfiehlt es sich, die Klöße zu wählen. Nun erhöhen Sie noch den Karottenanteil auf Ihrem Teller – und schon ist eine perfekte Trennkostmahlzeit zusammengestellt. Also dann: Guten Appetit!

Trennkost in der Familie

Sie möchten auch Ihrer Familie die Trennkost näherbringen? Das ist sicher vernünftig, denn schließlich wollen Sie ja nicht doppelt und dreifach kochen. Hüten Sie sich allerdings davor, die übrigen Familienmitglieder »mit Gewalt« überzeugen zu wollen, indem Sie von einem Tag auf den anderen nur noch Trennkost anbieten. Die individuelle Ernährung ist schließlich im wahrsten Sinne des Wortes Geschmackssache, und manch einer könnte Missionierungsversuche in dieser Richtung als Bevormundung empfinden und sie Ihnen vielleicht übel nehmen.

Ein wenig taktisches Kalkül ist da erfolgversprechender: Bringen Sie also einfach nach und nach mehr Basenbildner und Produkte aus biologischem Anbau auf den Tisch und reduzieren Sie dafür »heimlich« die Säurebildner. Bieten Sie Fleisch nur noch mit Gemüse oder Salat an, während Sie bei Pasta die Fleischsauce und beim Abendbrot die Wurst weglassen. Ersetzen Sie Weißbrot durch Vollkornbrot, Nussnugatkrem und Marmelade durch Honig und Schweineschmalz durch pflanzliches Zwiebelschmalz – und allmählich wird auch Ihre Familie feststellen, dass die zunächst argwöhnisch beäugte neue Kostform doch ganz gut schmeckt, nicht mit Hungern verbunden ist und zudem für gesteigertes Wohlbefinden sorgt.

Beim Kuchenbacken sollten Sie Weizenmehl teilweise durch Vollkornmehl ersetzen; erhöhen Sie im Gegenzug aber unbedingt die Flüssigkeitsmenge, damit der Teig nicht zu fest wird. Außerdem können Sie die angegebene Zuckermenge reduzieren oder – besser noch – durch Honig ersetzen.

Trennkost im Berufsalltag

Nicht nur zu Hause, auch am Arbeitsplatz können Sie ohne große Umstände der Trennkost treu bleiben. Frühstücken Sie zunächst gemäß den Trennregeln und nehmen Sie sich für den kleinen Hunger zwischendurch im Betrieb etwas frisches Obst mit.

Falls Sie die Möglichkeit haben, mittags in der Kantine zu essen, achten Sie darauf, stets einen Salat vor dem Hauptgericht zu verzehren. Lassen Sie die Beilage aus Nudeln, Reis oder Kartoffeln (Kohlenhydrate) weg, wenn Sie ein Fleischgericht wählen, und umgekehrt. In jedem Fall sollte viel neutrales Gemüse dabei sein. Zur eiweißreichen Fleischmahlzeit passt als Nachtisch gut saures

Obst (z. B. Äpfel, Orangen), zu einer kohlenhydratreichen Mahlzeit empfiehlt sich süßes Obst, etwa eine Banane.

Steht keine Kantine zur Verfügung, sodass Sie sich Ihr Essen selbst mitbringen müssen, so empfiehlt sich folgende Vorgehensweise: Bereiten Sie von der Mahlzeit am Vorabend stets eine doppelte Portion zu und erwärmen Sie den Rest am Arbeitsplatz oder morgens, bevor Sie aufbrechen. Im letzteren Fall hält eine Thermobox das Essen bis zum Mittag warm.

Wenn Sie keine Lust haben, täglich neu zu kochen, sollten Sie stets größere Mengen eines Grundnahrungsmittels, etwa Kartoffeln oder Reis, zubereiten: Daraus lässt sich in den folgenden Tagen ohne viel Aufwand manche Abwandlung zaubern – Pell-, Salz- und Bratkartoffeln hier, Gemüsereis, Reisauflauf und Milchreis dort. Sie werden sehen: Mit der Zeit entwickeln Sie Routine und Erfindungsreichtum.

Transportieren Sie Salate und die dazugehörigen Saucen stets in getrennten Behältern und vermischen Sie beides erst unmittelbar vor dem Verzehr, damit der Salat nicht welk und unansehnlich wird.

Gewusst wie: richtig trennen

Genug der grauen Theorie – es ist endlich Zeit für die Praxis! Da Sie nun über das nötige Rüstzeug verfügen und wissen, wie Trennkost funktioniert (und vor allem, wie positiv sie sich auf Gesundheit und Wohlbefinden auswirkt!), wird es Ihnen sicher nicht schwerfallen, Ihre guten Vorsätze in die Tat umzusetzen.

Denken Sie daran: Das Individuelle hat in der Trennkost Vorrang vor dem Allgemeinen: Bei chronischen Erkrankungen wie Diabetes, Bluthochdruck oder Krebs muss die Trennkost entsprechend modifiziert werden. Da sie keinen Ersatz für angezeigte medizinische Therapien darstellt, sollte sie immer in Absprache mit dem behandelnden Arzt erfolgen.

Die Trennkostrichtlinien

Nachfolgend sind noch einmal alle Trennregeln aufgelistet. Wenn Sie sich möglichst genau daran halten, werden Sie bald durch ein gesteigertes Wohlbefinden, erhöhte Leistungsfähigkeit, vielleicht auch durch den Rückgang etwaiger Symptome, Beschwerden und Krankheiten für Ihre Konsequenz belohnt werden.

1. Verwenden Sie möglichst ausschließlich naturbelassene und natürliche Lebensmittel. Meiden Sie industriell verarbeitete und konservierte Nahrung ebenso wie Fertiggerichte.
2. Innerhalb einer Mahlzeit sollten Sie eiweiß- und kohlenhydratreiche Lebensmittel nicht miteinander kombinieren.
3. Alle im Trennungsplan als neutral deklarierten Lebensmittel dürfen Sie entweder mit solchen aus der Eiweißgruppe oder mit solchen aus der Kohlenhydratgruppe gemeinsam verzehren.
4. Schränken Sie den Verzehr von extrem eiweiß- und kohlenhydrathaltigen Nahrungsmitteln ein, damit Ihr Körper nicht übersäuert.
5. Für einen optimalen Säure-Basen-Haushalt sollte Ihre Nahrung zu etwa drei Vierteln aus Basenbildnern (Gemüse, Salat, Obst) und nur zu einem Viertel aus Säurebildnern (wie Fleisch, Fisch) bestehen.
6. Zwischen den drei Hauptmahlzeiten empfiehlt es sich, Pausen von etwa drei bis vier Stunden einzuhalten. Kleine Zwischenmahlzeiten sind erlaubt, wenn sich der Hunger meldet.
7. Genießen Sie Ihre Mahlzeiten bewusst, essen Sie langsam und in Ruhe und kauen Sie gründlich.

Der Umschalttag

Damit sich der Körper an die neue Kostform gewöhnen kann, sollten Sie einen sogenannten Umschalttag einlegen. Er fördert zugleich die Entschlackung und kann daher durchaus mit einer vermehrten Aktivität des Verdauungstrakts, mit Rumoren, Blähungen und Bauchschmerzen einhergehen.

All dies ist jedoch kein Anlass zur Sorge, sondern ganz normal und ein Zeichen dafür, dass sich die Darmflora auf die neue Kost einstellt. In der Regel wird diese Phase nach einer Woche, mitunter auch nach 14 Tagen abgeschlossen sein. Trinken Sie jetzt besonders viel Flüssigkeit (Quellwasser, stilles, natriumarmes Mineralwasser, Früchte- und Kräutertee) und meiden Sie Süßigkeiten.

Es gibt verschiedene Möglichkeiten, wie Sie den Umschalttag gestalten können. Suchen Sie sich einfach unter den folgenden Alternativen jene aus, die Ihnen am meisten zusagt.

Obsttag. Bis 15 Uhr dürfen Sie heimisches Frischobst in beliebiger Menge essen. Nach 17 Uhr sollten nur noch zwei Bananen verzehrt werden.

Gemüse-Salat-Tag. Sie nehmen ausschließlich leicht gedünstetes (eventuell auch rohes) Gemüse der Saison und/oder Salat in beliebiger Menge zu sich. Lassen Sie bei der Zubereitung jedoch Fett und Salz weg und verwenden Sie stattdessen Kräuter oder vegetarische Gemüsebrühe. Achten Sie darauf, dass Sie die Mahlzeiten beenden, kurz bevor Sie satt sind.

Kartoffeltrunk-Tag. Der Kartoffeltrunk sei besonders all jenen ans Herz gelegt, die einen empfindlichen Verdauungsapparat haben. Garen Sie 500 Gramm gewaschene, ungeschälte Kartoffeln aus biologischem Anbau in knapp 2 Litern Wasser (ohne Salz). Nur ältere Knollen

WISSEN

Auf Konservennahrung besser verzichten

Da bei der Konservierung von Lebensmitteln eine große Menge an Vitaminen und sekundären Pflanzenstoffen verloren geht, sollten Sie auf den Verzehr von Konservennahrung verzichten. Beim Tiefgefrieren hingegen bleiben mehr Nährstoffe erhalten. Tiefkühlkost ist damit die bessere Möglichkeit, Lebensmittel dauerhaft haltbar zu machen.

sollten Sie nach dem Kochen pellen. Pürieren Sie anschließend die Kartoffeln zusammen mit der Kochflüssigkeit. Dieser »Saft« ist besonders reich an Basenbildnern und sollte über den Tag verteilt getrunken werden.

Kartoffel-Gemüse-Suppen-Tag. Nach dem folgenden Rezept bereiten Sie eine Suppe zu, die Sie im Laufe des Tages verzehren. Putzen bzw. schälen Sie 3 mittelgroße Kartoffeln, 3 Zwiebeln, 3 Stangen Lauch, 1 Sellerieknolle und – nach Bedarf – bis zu 3 Karotten. Nach dem Waschen und Zerkleinern geben Sie das Gemüse in einen Topf und füllen ihn mit Wasser auf. Aber Vorsicht: Hände weg vom Salz! Greifen Sie lieber auf Kräuter und Gewürze (am besten frisch) zurück und garen Sie alles, bis das Gemüse weich ist.

Die täglichen Mahlzeiten

Wie Sie wissen, variiert die Verdauungsleistung des Organismus je nach Tageszeit. So werden morgens und mittags größere Mahlzeiten besser verdaut als abends. Die folgende Tabelle gilt für Gesunde. Wer abnehmen möchte, isst die eiweißreiche Mahlzeit abends, um den Insulinspiegel niedrig zu halten. Aber auch hier stehen wieder Ihre individuellen Bedürfnisse im Vordergrund.

Mahlzeit	Trennkostgruppe	Empfohlene Lebensmittel	
Frühstück	Basenbildner	Obst (süßes nach dem sauren) Milch und Obst Milch und gemahlene Leinsamen Müsli Vollkornbrot, Butter, Honig, Quark Vollkornbrot, Käse (über 60 % Fett i. Tr.) Salatgurke und Ähnliches	
Mittagessen	eiweißreich	**eingangs Salat**	
		wahlweise: Fleisch Geflügel Fisch Käse (unter 55 % Fett i. Tr.) Eier Milch	dazu wahlweise: Obst- oder Gemüsesaft Gemüsesuppe Gemüse (lieber roh als gekocht) Quarkspeisen mit saurem Obst

Mahlzeit	Trennkostgruppe	Empfohlene Lebensmittel	
Abendbrot	kohlenhydratreich	**eingangs Salat**	
		wahlweise:	dazu wahlweise:
		Vollkornbrot	Butter, Quark
		Vollkornnudeln	Käse über 60 % (Fett i. Tr.)
		Vollkornreis	
		Kartoffeln	Gemüsesuppe und/oder gekochtes Gemüse
			Bananen, Feigen, Heidelbeeren
			Rosinen
			Nüsse
			Honig

Wenn zwischendurch der Magen knurrt, dürfen Sie ruhig einen kleinen Snack zu sich nehmen. Aber vergessen Sie nicht – gesund soll er sein:

- ein Stück Obst
- ein paar Vollkornkekse
- ein Vollkornbrötchen
- etwas Käse
- ein Joghurt (ohne Zusatzstoffe)
- eine Gurke
- ein oder zwei Tomaten
- Buttermilch oder Kefir.

Gesünder ist es meist ohne Zwischenmahlzeiten.

Wie viel darf's denn sein?

Zunächst einmal: Mengenangaben lassen sich nicht verbindlich empfehlen, denn jeder Organismus hat seinen eigenen Grundumsatz, der wiederum von verschiedenen individuellen Faktoren abhängig ist. Beobachten Sie sich einfach selbst und horchen Sie in sich hinein: Ihr Körper wird Ihnen rechtzeitig signalisieren, wann er satt ist, sofern Sie langsam genug essen und gründlich kauen. Stehen Sie jedoch nicht hungrig vom Tisch auf – sonst könnte Sie Ihr Appetit noch vor der nächsten Mahlzeit zum »Sündigen« verführen.

Aus den erwähnten Gründen sind die folgenden Mengenangaben lediglich als Richtwerte zu verstehen, an die Sie sich nicht sklavisch halten müssen, wenn sie für Sie persönlich nicht stimmig sind.

WISSEN

Trinken nicht vergessen!

Trinken Sie täglich mindestens 1,5 Liter Flüssigkeit, besonders Quellwasser, Leitungswasser, Kräuter- und Früchtetee. Die Flüssigkeit hilft Ihrem Körper beim Entgiften und sorgt für den reibungslosen Ablauf aller Stoffwechselprozesse. Kaffee und schwarzer Tee sollen nur maßvoll genossen werden, das heißt etwa 1–2 Tassen am Tag. Geben Sie etwas Honig oder Sahne dazu.

Frühstück

Als Obstmahlzeit	Als Kohlenhydratmahlzeit	Als Eiweißmahlzeit
heimisches Obst der Saison nach Bedarf (möglichst eine Sorte, ansonsten die sauren Sorten vor den süßen bevorzugen)	wahlweise: 1 Scheibe Vollkornbrot 1 Vollkornbrötchen Müsli Getreidebrei dazu wahlweise: etwas Butter Honig 1 Scheibe Käse (über 60 % Fett i. Tr.) 50 g Quark	1 Ei (Spiegel- oder Rührei, gekocht oder im Glas) dazu: neutrales, rohes Gemüse

Mittag-/Abendessen

Empfohlen wird eine Eiweißmahlzeit zu Mittag, da sie sich positiv auf die Konzentrations- und Leistungsfähigkeit des Gehirns auswirkt. Zum Abendessen ist kohlenhydratreiche Kost angezeigt, da man danach besser schlafen kann.

Beachten Sie bitte: Gemüse und Vorspeisensalat sollten zusammen etwa 400 Gramm wiegen.

Als Eiweißmahlzeit	Als Kohlenhydratmahlzeit
eingangs Salat	eingangs Salat
wahlweise:	wahlweise:
100–150 g Fleisch	50 g (Rohgewicht) Getreide, Naturreis oder Vollkornnudeln
150–200 g Fisch	100 g Vollkornbrot
1 Ei	200 g Kartoffeln
60 g Käse (unter 60 % Fett i. Tr.)	dazu:
dazu:	Gemüse der Saison
Gemüse der Saison (aus der neutralen Gruppe)	Butter, Sahne oder kalt gepresstes, naturbelassenes Öl

Zwischenmahlzeiten

Zwischen Frühstück und Mittagessen	Zwischen Mittag- und Abendessen
wahlweise:	wahlweise:
ca. 200 g heimisches Frischobst	Obst
200 ml frische Milch	1 kleines Stück Vollkorngebäck oder 1 Scheibe Vollkornknäckebrot mit Honig
200 g gesäuerte Milchprodukte (z. B. Naturjoghurt)	1 Becher Joghurt mit kernigen Haferflocken
100 g Obst und 100 g gesäuerte Milchprodukte (Joghurt oder Quark)	2 EL Quark mit 1 TL Honig
	200 g gesäuerte Milchprodukte

Die Zuordnung der Lebensmittel

Rekapitulieren wir: In der Trennkost werden die Lebensmittel in eine eiweißreiche, eine kohlenhydratreiche und eine neutrale Gruppe eingeteilt. Ausschlaggebend für die Zuordnung in die Gruppe Säurebildner oder

WISSEN

Grenzfälle der neutralen Gruppe

Gesäuerte Milchprodukte gelten trotz ihres hohen Eiweißgehalts als neutral, da das Eiweiß durch die Säuerung vorverdaut wurde und infolgedessen leichter verdaulich ist. Unter historischem Aspekt gemäß Dr. Hay gelten Fisch, Fleisch und Wurst, wenn sie roh oder geräuchert sind, als neutral: Sie enthalten viel Eiweiß, sind aber noch naturbelassen. Erst durch Erhitzen beim Braten oder Kochen verändert sich ihre Zellstruktur (das Eiweiß wird denaturiert). Deshalb ordnete Hay dieses schwerer verdauliche Eiweiß in die Eiweißgruppe ein.

Basenbildner ist stets der Einfluss des betreffenden Lebensmittels auf den Säure-Basen-Haushalt des Körpers.

Der folgende Trennungsplan ist als Übersicht gedacht und daher eher allgemeiner Natur; er nennt in einem eigenen Kasten auch all jene Nahrungsmittel, von deren Verzehr abgeraten wird. Bei Ihren Einkäufen hingegen werden Sie wohl eher auf die Einkaufstabelle zurückgreifen, denn sie ist wesentlich detaillierter gehalten als der Plan und listet zahlreiche Nahrungsmittel in alphabetischer Reihenfolge auf. Ihr können Sie die Gruppenzugehörigkeit sowie den Fettgehalt der einzelnen Nahrungsmittel entnehmen. Lebensmittel, die Sie hier vergeblich suchen, werden Sie häufig bei der denaturierten Nahrung finden: Das bedeutet, dass sie sich nicht für eine trennkostgerechte Ernährung eignen.

Der Trennungsplan

So lesen Sie den Trennungsplan: Lebensmittel der neutralen Gruppe in der Mitte dürfen sowohl mit Lebensmitteln der linken und rechten Spalte kombiniert werden, also beispielsweise Blumenkohl mit Fleisch. Die Lebensmittel innerhalb der beiden äußeren Spalten dürfen untereinander kombiniert werden (beispielsweise Fisch mit gekochtem Spinat), jedoch nicht miteinander (beispielsweise Kartoffeln mit Geflügel). Keine Sorge: am Anfang sieht es etwas kompliziert aus, mit der Zeit werden Sie das Trennen jedoch aus dem Effeff beherrschen und keine Spickzettel mehr benötigen.

Kohlenhydratgruppe	Neutrale Gruppe	Eiweißgruppe
Bananen	Avocados	Eier
Honig	Eigelb	Frischfisch und gegarte Meeresfrüchte
Kartoffeln	**Fette:** Butter, pflanzliche, ungehärtete, kalt gepresste Öle und Fette	**gegartes Fleisch und Wild:** alle Sorten außer vom Schwein
Naturreis	Geliermittel	Geflügel
Schwarzwurzeln	**Gemüse:** Blattsalat, Blumenkohl, Brokkoli, Chicorée, Chinakohl, Fenchel, Gurken, Karotten, Kohlrabi, Kürbis, Lauch, Mangold, Paprikaschoten, Radieschen, Rettich, Rosenkohl, Rotkohl, Rote Bete, Sauerkraut, Sellerie, Spargel, Spinat, Tomaten, Weißkraut, Wirsing, Zwiebeln	**Gemüse:** gekochter Spinat, gekochte Tomaten

Kohlenhydratgruppe	Neutrale Gruppe	Eiweißgruppe
Topinambur Trockenobst Vollkornbrot Vollkornnudeln		Käse bis 55 % Fett i. Tr. Milch Sojaprodukte: Sojamehl, Tofu
Vollkornprodukte	Getränke: Mineralwasser, Kräutertees, verdünnte Gemüsesäfte, Wasser Gewürze: Basilikum, Curry, Gartenkräuter, gekörnte Gemüsebrühe, Knoblauch, Kräutersalz, Muskat, Paprika, Pfeffer, Selleriesalz, Vollmeersalz, Wildkräuter Hefe Heidelbeeren Mandeln, Nüsse und Samen: alle außer Erdnüssen Oliven Pilze Sprossen und Keimlinge	Wild als Getränke passen hierzu: Apfelwein, Champagner, Früchtetee, Fruchtsäfte, trockener und halbtrockener Wein

Nicht empfohlene Lebensmittel	
Eingemachtes	Konserven
rohes Eiweiß	Marmelade und Gelee
Erdnüsse	fertige Mayonnaise
Essigessenz	polierter Reis
Fertiggerichte, -suppen und -saucen	Schweinefleisch, -wurst und -schinken
gehärtete Fette	Rhabarber

Nicht empfohlene Lebensmittel	
geräucherte und gepökelte Fleischwaren, rohes Fleisch	Süßigkeiten
Getränke: hochprozentige Alkoholika, Kaffee, Kakao, schwarzer Tee	Süßstoff
getrocknete Hülsenfrüchte	Weißmehl und Weißmehlprodukte
Kochsalz	fette Wurstwaren
	weißer Zucker

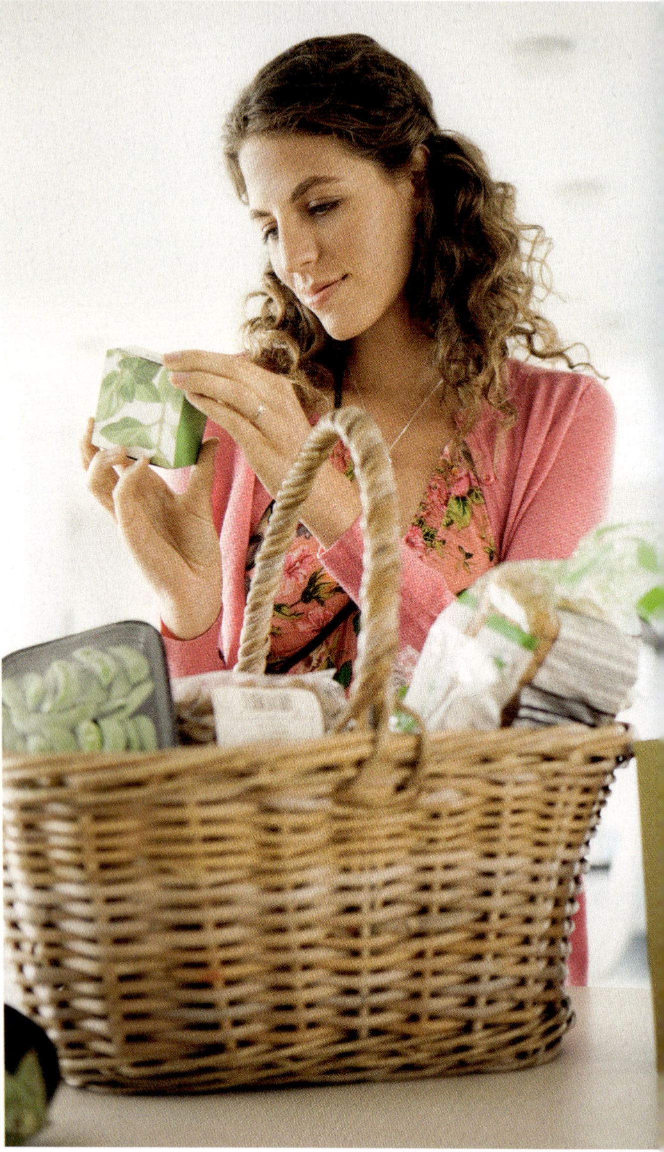

Die Trennkost-Tabelle

In der folgenden Tabelle finden Sie über 600 Lebensmittel, ihren Fettgehalt und die Trennkostgruppe, zu der sie gehören.

So lesen Sie die Tabelle

Wie Sie inzwischen wissen, kommt es bei der Trennkost in erster Linie auf die Trennung von Kohlenhydraten und Eiweiß an. Doch oft steht man ratlos vor dem Supermarkt-Regal: gehört dieses Produkt zur Eiweiß- oder zur Kohlenhydrat-Gruppe? Oder ist es vielleicht neutral?

Mit dieser Tabelle gehört so ein Rätselraten der Vergangenheit an. Geordnet nach Lebensmittelgruppen finden Sie hier über 600 Lebensmittel und gleich dazu die Kategorie: Die Farbe Orange ● steht für Kohlenhydrate, Blau ● für Eiweiß, Grün ● für neutrale Lebensmittel. Zusätzlich wird Ihnen der Fettgehalt der einzelnen Lebensmittel angezeigt. Diese Fettangaben beziehen sich auf jeweils 100 Gramm des betreffenden Nahrungsmittels.

Lebensmittel, die nur selten auf Ihrem Speiseplan stehen sollten, sind mit einem Blitz ϟ versehen. Es handelt sich hierbei um besonders kalorien- und/oder fettreiche Speisen.

Bei manchen Lebensmitteln finden Sie die Bemerkung »kombinieren mit ●«. Diese Lebensmittel enthalten meist Säuren, die in Kombination mit kohlenhydratreichen Lebensmitteln die Speichelbildung im Mund stören würden. Sie sollen daher besser mit eiweißreichen Lebensmitteln kombiniert werden.

Milch und Milchprodukte

Milch sowie Milchprodukte enthalten hochwertiges Eiweiß, jedoch nur geringe Kohlehydratmengen und je nach Milchprodukt kann der Fettanteil beträchtlich sein.

Lebensmittel	Fettgehalt (in g/100 g)	Trennkostgruppe ● = Eiweiß ● = Kohlenhydrate ● = neutral
Appenzeller (50 % Fett i. Tr.)	31,6	● Eiweiß
Babybel (25 % Fett i. Tr.)	10,0	● Eiweiß
Bavaria blu (70 % Fett i. Tr.)	40,0	● neutral
Bel Paese (50 % Fett i. Tr.)	30,2	● Eiweiß
Bergkäse (50 % Fett i. Tr.)	30,0	● Eiweiß
Bresso (60 % Fett i. Tr.)	23,3	● neutral
Brie (45 % Fett i. Tr.)	23,3	● Eiweiß
Brie (60 % Fett i. Tr.)	35,0	● neutral
Butterkäse (30 % Fett i. Tr.)	15,4	● Eiweiß
Butterkäse (60 % Fett i. Tr.)	34,7	● neutral
Buttermilch	0,5	● neutral
Caffè latte	3,5	● neutral
Cambozola (70 % Fett i. Tr.)	40,0	● neutral
Camembert (30 % Fett i. Tr.)	12,8	● Eiweiß
Camembert (45 % Fett i. Tr.)	21,8	● Eiweiß
Camembert (60 % Fett i. Tr.)	33,2	● neutral
Cappuccino	1,0	● neutral
Cheddar/Chester (50 % Fett i. Tr.)	32,4	● Eiweiß
Comté (49 % Fett i. Tr.)	31,3	● Eiweiß
Crème double (mind. 40 % Fett)	43,0	● neutral
Crème fraîche (mind. 30 % Fett)	30,2	● neutral

Lebensmittel	Fettgehalt (in g/100 g)	Trennkostgruppe ● = Eiweiß ● = Kohlenhydrate ● = neutral
Dickmilch (3,5 % Fett)	3,5	neutral
Dickmilch, fettarm	2,0	neutral
Dickmilch, Sahne	10,0	neutral
Edamer (30 % Fett i. Tr.)	16,2	Eiweiß
Edamer (45 % Fett i. Tr.)	28,3	Eiweiß
Edelpilzkäse (60 % Fett i. Tr.)	39,0	neutral
Eis	6,0	⚡
Eis, mit Sahne	9,0	⚡
Emmentaler (45 % Fett i. Tr.)	30,0	Eiweiß
Feta (Schafskäse, 45 % Fett i. Tr.)	18,8	Eiweiß
Fontina (45 % Fett i. Tr.)	30,0	Eiweiß
Frischkäse, körnig (20 % Fett i. Tr.)	4,0	Eiweiß
Frischkäse (50 % Fett i. Tr.)	24,0	Eiweiß
Frischkäse (60 % Fett i. Tr.)	28,0	neutral
Gorgonzola (48 % Fett i. Tr.)	26,0	Eiweiß
Gouda (40 % Fett i. Tr.)	22,3	Eiweiß
Greyerzer (45 % Fett i. Tr.)	32,2	Eiweiß
Gruyère (45 % Fett i. Tr.)	32,2	Eiweiß
Harzer Käse (mager)	0,7	Eiweiß
Havarti (50 % Fett i. Tr.)	25,0	Eiweiß
Joghurt, natur (1,5 % Fett)	1,5	neutral
Joghurt, natur (3 % Fett)	3,5	neutral
Joghurt, natur (mager)	0,1	neutral
Kefir (3,5 % Fett)	3,5	neutral
Kondensmilch (10 % Fett, 1 TL)	0,5	⚡
Kondensmilch (4 % Fett, 1 TL)	0,2	⚡
Latte macchiato	3,5	neutral
Leerdamer (45 % Fett i. Tr.)	27,6	Eiweiß
Leerdamer, leicht (28 % Fett i. Tr.)	15,0	Eiweiß
Limburger (20 % Fett i. Tr.)	19,7	Eiweiß
Limburger (40 % Fett i. Tr.)	9,0	Eiweiß

Lebensmittel	Fettgehalt (in g/100 g)	Trennkostgruppe ● = Eiweiß ● = Kohlenhydrate ● = neutral
Manchego (50 % Fett i. Tr.)	36,0	Eiweiß
Margarine	80,0	neutral
Margarine, Diät	80,0	neutral
Margarine, Halbfett	40,0	neutral
Mascarpone (mind. 80 % Fett i. Tr.)	47,5	neutral
Milch (3,5 % Fett)	3,5	Eiweiß
Milch (3,8 % Fett)	3,8	Eiweiß
Milch (1,5 % Fett)	1,5	Eiweiß
Milch (mager)	0,1	Eiweiß
Milchkaffee	3,5	neutral
Molke	0,2	neutral
Mozzarella, Büffel (45 % Fett i. Tr.)	16,0	Eiweiß
Mozzarella, Kuh (45 % Fett i. Tr.)	20,1	Eiweiß
Parmesan	25,8	neutral
Parmesan, gerieben (1 EL)	2,5	neutral
Pecorino	30,0	neutral
Pecorino, gerieben (1 EL)	3,0	neutral
Provolone (50 % Fett i. Tr.)	28,9	neutral
Pyrenäenkäse (50 % Fett i. Tr.)	29,0	Eiweiß
Quark (20 % Fett)	5,1	neutral
Quark (40 % Fett)	11,4	neutral
Quark (mager)	0,3	neutral
Raclette (48 % Fett i. Tr.)	28,0	neutral
Räucherkäse (50 % Fett i. Tr.)	30,0	Eiweiß
Ricotta (30 % Fett i. Tr.)	16,0	Eiweiß
Romadur (40 % Fett i. Tr.)	20,0	Eiweiß
Romadur (60 % Fett i. Tr.)	34,7	neutral
Roquefort (55 % Fett i. Tr.)	32,8	Eiweiß
Saure Sahne (10 % Fett, 1 EL)	1,0	neutral
Saure Sahne (24 % Fett, 1 EL)	2,4	neutral
Sbrinz (48 % Fett i. Tr.)	33,0	Eiweiß

Lebensmittel	Fettgehalt (in g/100 g)	Trennkostgruppe ● = Eiweiß ● = Kohlenhydrate ● = neutral
Scheibletten (20 % Fett i. Tr.)	2,2	● (Eiweiß)
Scheibletten (45 % Fett i. Tr.)	4,6	● (Eiweiß)
Schichtkäse (10 % Fett i. Tr.)	2,4	● (Eiweiß)
Schichtkäse (20 % Fett i. Tr.)	5,0	● (Eiweiß)
Schichtkäse (40 % Fett i. Tr.)	11,0	● (Eiweiß)
Schlagsahne (1 EL)	3,1	● (neutral)
Schmelzkäse (30 % Fett i. Tr.)	13,0	● (Eiweiß)
Schmelzkäse (30 % Fett i. Tr., 1 Portionsecke/ca. 30 g)	3,9	● (Eiweiß)
Schmelzkäse (40 % Fett i. Tr.)	20,0	● (Eiweiß)
Schmelzkäse (40 % Fett i. Tr., 1 Portionsecke/ca. 30 g)	6,0	● (Eiweiß)
Schmelzkäse (60 % Fett i. Tr.)	50,0	● (neutral)
Schmelzkäse (60 % Fett i. Tr., 1 Portionsecke/ca. 30 g)	15,0	● (neutral)
Steppenkäse (45 % Fett i. Tr.)	25,0	● (Eiweiß)
Tête de Moine (50 % Fett i. Tr.)	32,0	● (Eiweiß)
Tilsiter (30 % Fett i. Tr.)	16,0	● (Eiweiß)
Tilsiter (50 % Fett i. Tr.)	28,0	● (Eiweiß)
Trappistenkäse (50 % Fett i. Tr.)	30,0	● (Eiweiß)
Weinkäse (45 % Fett i. Tr.)	23,0	● (Eiweiß)
Westberg (45 % Fett i. Tr.)	27,6	● (Eiweiß)
Westlight (30 % Fett i. Tr.)	18,5	● (Eiweiß)
Ziegenfrischkäse (45 % Fett i. Tr.)	15,0	● (Eiweiß)
Ziegenweichkäse (45 % Fett i. Tr.)	22,5	● (Eiweiß)

Fleisch, Wurst & Co.

Fleisch ist eiweißreich. Da es übersäuert, sollte es jedoch nur ein kleinen Portionen und nicht täglich gegessen werden. Am besten bereitet man es fettarm zu. Zu bevorzugen ist mageres, helles Fleisch, z. B. Geflügel. Rotes Fleisch, also z. B. Schweine- und Rindfleisch, wirkt entzündungsfördernd. Wegen ihres hohen Fettanteiles sollte man Wurst nur in kleinen Mengen genießen.

Lebensmittel	Fettgehalt (in g/100 g)	Trennkostgruppe ● (blau) = Eiweiß ● (orange) = Kohlenhydrate ● (grün) = neutral
Bierschinken, Pute Bierschinken, Schwein	10,0 11,4	● (blau) ⚡
Blutwurst	29,0	⚡
Bockwurst	25,3	⚡
Bratwurst, Kalb Bratwurst, Schwein Bratwurst, Truthahn	25,0 28,8 15,0	● (blau) ⚡ ● (blau)
Bündner Fleisch	10,0	● (grün)
Cabanossi	30,0	⚡
Cervelatwurst	43,2	● (grün)
Corned Beef	6,0	● (blau)
Debreziner (Brühwurst)	30,0	⚡
Ente	17,2	● (blau)
Fleischkäse	30,4	● (blau)
Fleischwurst (Lyoner)	28,5	⚡
Frankfurter Würstchen	24,4	⚡
Gans	31,0	● (blau)
Geflügelfond	2,0	● (blau)
Geflügelleberwurst	36,7	● (blau)

FLEISCH, WURST & CO.

Lebensmittel	Fettgehalt (in g/100 g)	Trennkostgruppe ● (blau) = Eiweiß ● (orange) = Kohlenhydrate ● (grün) = neutral
Geflügelschinkenwurst	4,8	Eiweiß
Gelatine (6 Blatt)	–	neutral
Gelbwurst	32,7	Eiweiß
Hackfleisch	20,0	Eiweiß
Hühnchen	9,6	Eiweiß
Hühnchen, Brustfilet	1,0	Eiweiß
Hühnchen, Leber	4,7	Eiweiß
Hühnchen, Keule, ohne Haut	2,4	Eiweiß
Jagdwurst	16,2	Eiweiß
Kalb, Brust	6,4	Eiweiß
Kalb, Filet	1,4	Eiweiß
Kalb, Hackfleisch	1,9	Eiweiß
Kalb, Haxe	1,6	Eiweiß
Kalb, Keule	1,6	Eiweiß
Kalb, Kotelett	3,1	Eiweiß
Kalb, Roulade	2,4	Eiweiß
Kalb, Schnitzel	1,8	Eiweiß
Kalb, Steak (mager)	1,6	Eiweiß
Kalb, Zunge	6,2	Eiweiß
Kalbsleberwurst	36,7	Eiweiß
Krakauer	23,3	⚡
Lamm, Brust	28,0	Eiweiß
Lamm, Filet	3,4	Eiweiß
Lamm, Keule	18,0	Eiweiß
Lamm, Kotelett	32,0	Eiweiß
Lamm, Lende	13,2	Eiweiß
Lamm, Schnitzel	6,1	Eiweiß
Landjäger	26,7	neutral
Leberkäse	30,4	Eiweiß
Leberpastete	28,6	⚡
Leberwurst, Schwein, fein	40,0	⚡
Leberwurst, Schwein, grob	29,2	⚡
Leberwurst, Schwein, mit Trüffel	28,0	⚡
Lyoner (Fleischwurst)	28,5	⚡

FLEISCH, WURST & CO.

Lebensmittel	Fettgehalt (in g/100 g)	Trennkostgruppe ● (blau) = Eiweiß ● (orange) = Kohlenhydrate ● (grün) = neutral
Mettwurst	37,2	⚡
Mortadella	32,8	● Eiweiß
Mortadella, mit Pistazien	34,0	● Eiweiß
Parmaschinken	6,0	● neutral
Prosciutto di San Daniele, roh/geräuchert	6,0	● neutral
Prosciutto di San Daniele, gekocht	5,0	● Eiweiß
Putenbrust, geräuchert	3,3	● neutral
Puter, jung	6,8	● Eiweiß
Puter, jung, Brustfilet	1,0	● Eiweiß
Puter, jung, Keule	3,6	● Eiweiß
Puter, jung, Schnitzel	0,8	● Eiweiß
Rind, rohes Filet (Carpaccio)	4,0	⚡
Rind, Filet	4,0	● Eiweiß
Rind, Hack	14,0	● Eiweiß
Rind, Hochrippe (Rostbraten)	8,0	● Eiweiß
Rind, Hüfte	5,5	● Eiweiß
Rind, Keule	7,1	● Eiweiß
Rind, Leber	2,1	● Eiweiß
Rind, Nuss	2,8	● Eiweiß
Rind, Ochsenschwanz	11,5	● Eiweiß
Rind, Roastbeef (Lende)	4,5	● Eiweiß
Rind, Roulade (mager)	3,0	● Eiweiß
Rind, Schulter	8,8	● Eiweiß
Rind, Steak (mager)	1,9	● Eiweiß
Rind, Suppenfleisch (Brust)	13,6	● Eiweiß
Rind, Tafelspitz	12,2	● Eiweiß
Rind, Tatar/roh	4,0	⚡
Rind, Zunge	15,9	● Eiweiß
Rindersaftschinken	3,3	● Eiweiß
Rindersalami	16,7	● Eiweiß
Rostbratwurst (Thüringer)	28,8	⚡
Salami, deutsch	33,0	● Eiweiß
Salami, Mailänder Art	33,3	● Eiweiß
Salami, Neapolitaner Art	28,0	● Eiweiß

Lebensmittel	Fettgehalt (in g/100 g)	Trennkostgruppe ● = Eiweiß ● = Kohlenhydrate ● = neutral
Schinken, roh/geräuchert	26,7	⚡
Schinken, gekocht	12,8	⚡
Schinken, San Daniele, roh/geräuchert	6,0	⚡
Schinken, San Daniele, gekocht	5,0	⚡
Schinkenspeck, roh/geräuchert	35,0	⚡
Schwein, Bauch, gegart	21,1	⚡
Schwein, Eisbein	12,2	⚡
Schwein, Filet	2,0	⚡
Schwein, Kamm (Nacken)	13,8	⚡
Schwein, Kasseler	17,0	⚡
Schwein, Kotelett	7,6	⚡
Schwein, Leber	4,5	⚡
Schwein, Mett	27,5	⚡
Schwein, Roulade	1,9	⚡
Schwein, Schnitzel	1,9	⚡
Schwein, Spanferkel	7,0	⚡
Schwein, Steak	9,6	⚡
Speck, durchwachsen	65,0	⚡
Speck, Südtiroler	35,0	⚡
Suppenhuhn	20,3	●
Teewurst	40,0	●
Truthahn, jung	6,8	●
Truthahn, jung, Brustfilet	1,0	●
Truthahn, jung, Keule	3,6	●
Truthahn, jung, Schnitzel	0,8	●
Weinbergschnecken	1,0	●
Weißwurst	27,0	●
Wiener Würstchen	24,4	⚡
Wild, Fasan	6,6	●
Wild, Flugente	17,2	●
Wild, Hase	3,0	●
Wild, Hirsch	3,3	●
Wild, Kaninchen	7,6	●
Wild, Perlhuhn	7,0	●
Wild, Reh, Rücken	3,6	●
Wild, Reh, Schlegel	1,3	●
Wild, Wachtel	2,3	●
Wild, Wildschwein	3,4	●

Aus Meer und Fluss

Fisch ist generell eiweißreich. Fette Seefische haben zusätzlich einen hohen Gehalt an den gesunden Omega-3-Fettsäuren. Diese wirken entzündungshemmend, schützen vor Herzinfarkt, Schlaganfall und Krebs. Sie verbessern die Hirnfunktion, wirken antidepressiv und verlängern das Leben. Der Fettstoffwechsel wird positiv beeinflusst. Deshalb ist es empfehlenswert, ein- bis dreimal wöchentlich Fisch zu essen. Gesundheitlich besonders positiv ist frischer Fisch, der gedünstet und ohne Panade zubereitet wird.

Lebensmittel	Fettgehalt (in g/100 g)	Trennkostgruppe ● = Eiweiß ● = Kohlenhydrate ● = neutral
Aal (Flussaal)	24,5	● Eiweiß
Aal, geräuchert	28,6	● neutral
Austern	1,2	● Eiweiß
Bismarckhering	16,0	● neutral
Brasse	5,5	● Eiweiß
Brathering	15,2	● Eiweiß
Bückling, geräuchert	15,5	● neutral
Dorsch	0,6	● Eiweiß
Dorsch, Filet	–	● Eiweiß
Fischfond	1,0	● Eiweiß
Flunder	0,7	● Eiweiß
Flunder, geräuchert	1,9	● neutral
Flussbarsch	0,3	● Eiweiß
Flusskrebs	0,5	● Eiweiß
Forelle	2,7	● Eiweiß
Forelle, geräuchert	4,0	● neutral

Lebensmittel	Fettgehalt (in g/100 g)	Trennkostgruppe 🔵 = Eiweiß 🟠 = Kohlenhydrate 🟢 = neutral
Garnelen	1,4	🔵
Goldbarsch	3,6	🔵
Hecht	0,9	🔵
Heilbutt	2,3	🔵
Hering Hering, Filet	14,9 13,3	🔵 🔵
Hummer	1,9	🔵
Kabeljau Kabeljau, Filet	0,6 –	🔵 🔵
Karpfen	4,8	🔵
Kaviar, russisch (30 g) Kaviar, Ersatz (30 g)	4,6 1,9	🔵 🔵
Krabben	1,4	🔵
Lachs Lachs, gebeizt Lachs, geräuchert	13,6 14,0 19,4	🔵 🟢 🟢
Lachsschinken	3,3	🟢
Languste	1,1	🔵
Makrele Makrele, geräuchert	9,6 15,5	🔵 🟢
Matjes, Filet	22,6	🔵
Meeräsche	4,0	🔵
Miesmuscheln	1,3	🔵
Rollmops (1 Stück/40 g)	6,0	🔵
Rotbarsch	3,6	🔵
Rotzunge	1,1	🔵
Salzhering	14,4	🔵
Sardelle, Filet (1 Stück/25 g) Sardelle, Filet, geräuchert (1 Stück/25 g)	0,5 0,8	🔵 🟢

AUS MEER UND FLUSS

Lebensmittel	Fettgehalt (in g/100 g)	Trennkostgruppe ● = Eiweiß ● = Kohlenhydrate ● = neutral
Sardinen	5,2	● Eiweiß
Sardinen, geräuchert	5,5	● neutral
Schellfisch	0,1	● Eiweiß
Schillerlocke	24,1	● Eiweiß
Schleie	0,7	● Eiweiß
Scholle	0,8	● Eiweiß
Schwertfisch	4,0	● Eiweiß
Seehecht	0,9	● Eiweiß
Seelachs (Alaska)	0,8	● Eiweiß
Seelachs (Köhler)	0,6	● Eiweiß
Seelachs (Köhler), geräuchert	1,0	● neutral
Seeteufel (Lotte)	0,7	● Eiweiß
Seezunge	1,4	● Eiweiß
Sprotte	16,6	● Eiweiß
Steinbeißer	2,8	● Eiweiß
Steinbutt	1,7	● Eiweiß
Thunfisch	8,5	● Eiweiß
Thunfisch, im eigenen Saft	0,9	● Eiweiß
Thunfisch, in Öl	10,0	● Eiweiß
Tintenfisch	0,8	● Eiweiß
Waller (Wels)	11,3	● Eiweiß
Zander	0,7	● Eiweiß

Fette, Öle und Eier

Seien Sie Ihrer Gesundheit zuliebe sparsam mit Fetten. Die Fette, die Sie verwenden, sollten von hoher Qualität sein. Besonders wertvoll sind Fette mit hohem Omega-3-Fettsäure-Anteil und niedrigem Omega-6-Fettsäure-Anteil. Butter enthält relativ viele einfach ungesättigte Fettsäuren. Diese sind zwar nicht so günstig wie die mehrfach ungesättigten Fettsäuren, doch ist Butter ein sehr bekömmliches Fett. Besonders hochwertig ist Leinöl. Im Pflanzenreich ist es das an Omega-3-Fettsäuren reichste Öl und hat einen sehr niedrigen Omega-6-Fettsäure-Anteil. Damit schützen Sie sich vor Krebs, Herzinfarkt, Schlaganfall, Arteriosklerose, verbessern Ihre Sehfähigkeit, Konzentration und Stimmung – kurz: Sie verlängern Ihr Leben. Der Fettstoffwechsel wird günstig beeinflusst, ebenso chronische Entzündungen wie z.B. chronisch entzündliche Darmerkrankungen oder Autoimmunprozesse wie bei Multipler Sklerose und Rheuma.

Lebensmittel	Fettgehalt (in g/100 g)	Trennkostgruppe ● = Eiweiß ● = Kohlenhydrate ● = neutral
Butter	83,2	● neutral
Butter (1 TL)	4,1	● neutral
Butter, Halbfettbutter	40,0	● neutral
Butter, flüssig (1 EL)	8,3	● neutral
Butterschmalz	99,5	● neutral
Butterschmalz (1 EL)	9,9	● neutral
Distelöl (1 EL)	9,9	● neutral

Lebensmittel	Fettgehalt (in g/100 g)	Trennkostgruppe ● (blau) = Eiweiß ● (orange) = Kohlenhydrate ● (grün) = neutral
Eierstich (20 g)	2,3	● (blau)
Eigelb	6,3	● (grün)
Eiweiß	0,1	● (blau)
Erdnussöl (1 EL)	9,9	⚡
Gänseschmalz	99,5	● (grün)
Gänseschmalz (1 EL)	9,9	● (grün)
Geflügelsülze	2,0	● (blau)
Hühnerei, Gewichtsklasse L	7,6	● (blau)
Hühnerei, Gewichtsklasse M	6,4	● (blau)
Hühnerei, Gewichtsklasse S	5,8	● (blau)
Kokosfett	99,0	● (grün)
Kokosfett (1 Würfel/25 g)	24,7	● (grün)
Maiskeimöl (1 EL)	9,9	● (grün)
Mayonnaise, Salatcreme (1 EL)	1,0	● (blau)
Mayonnaise (50 % Fett, 1 EL)	5,2	● (grün)
Mayonnaise (80 % Fett, 1 EL)	7,8	● (grün)
Mayonnaise, käuflich		⚡
Olivenöl (1 EL)	9,9	● (grün)
Omelett (150 g)	21,0	● (blau)
Palmöl (1 EL)	9,9	● (grün)
Remoulade (50 % Fett, 1 EL)	4,0	● (grün)
Remoulade (80 % Fett, 1 EL)	6,5	● (grün)
Schmand (1 EL)	2,4	● (grün)
Schweineschmalz	99,7	⚡
Schweineschmalz (1 EL)	9,9	⚡
Sesamöl (1 EL)	9,9	● (grün)
Sojaöl (1 EL)	9,9	● (grün)
Sonnenblumenöl (1 EL)	9,9	● (grün)
Walnussöl (1 EL)	9,9	● (grün)

Getreide und was daraus gemacht wird

Generell gilt: Vollkornprodukte sind wertvoller als Auszugsmehlprodukte (z. B. Weißmehl). Das bezieht sich auch auf Reis, Nudeln und Brot. Bei eingeschränkter Verdauungskraft, also im höheren Lebensalter, sind Vollkornprodukte öfter schwer verdaulich. Insofern ist hier ein Kompromiss zwischen Gesundheitswert und Bekömmlichkeit anzustreben.

Lebensmittel	Fettgehalt (in g/100 g)	Trennkostgruppe ● = Eiweiß ● = Kohlenhydrate ● = neutral
Amarant	8,8	● (Kohlenhydrate)
Baguette	0,7	● (Kohlenhydrate)
Blätterteigstangen	35,0	● (Kohlenhydrate)
Brötchen, Roggen (1 Stück)	0,5	● (Kohlenhydrate)
Buchweizenmehl	1,7	● (Kohlenhydrate)
Cannelloni	1,2	● (Kohlenhydrate)
Ciabatta	1,2	● (Kohlenhydrate)
Conchiglie (Muschelnudeln)	1,2	● (Kohlenhydrate)
Cornflakes	1,0	● (Kohlenhydrate)
Croissant (1 Stück/45 g)	12,0	● (Kohlenhydrate)
Dinkel	2,7	● (Kohlenhydrate)
Farfalle	1,2	● (Kohlenhydrate)
Fettuccine	1,2	● (Kohlenhydrate)
Fladenbrot	1,0	● (Kohlenhydrate)
Fusilli	1,2	● (Kohlenhydrate)
Gerste	1,4	● (Kohlenhydrate)

GETREIDE

Lebensmittel	Fettgehalt (in g/100 g)	Trennkostgruppe 🔵 = Eiweiß 🟠 = Kohlenhydrate 🟢 = neutral
Gnocchi	1,0	🟠
Graupen	1,4	🟠
Grissini	8,0	🟠
Grünkern, Korn	2,7	🟠
Grünkernmehl	2,5	🟠
Haferflocken	8,0	🟠
Hirse	3,9	🟠
Knäckebrot (1 Scheibe/10 g)	0,1	🟠
Knäckebrot, Mehrkorn (1 Scheibe/10 g)	0,1	🟠
Knäckebrot, mit Buttermilch (1 Scheibe/10 g)	0,1	🟠
Knäckebrot, mit Sesam (1 Scheibe/10 g)	0,1	🟠
Kümmelstange (1 Stück/7 g)	0,9	🟠
Leinsamen (1 EL)	3,0	🟢
Leinsamen, ungeschält	30,9	🟢
Maisgrieß (Polenta)	1,1	🟠
Maismehl	2,8	🟠
Makkaroni	1,2	🟠
Marmorkuchen	14,8	🟠
Mehrkornbrot (1 Scheibe/50 g)	1,1	🟠
Mischbrot (1 Scheibe/40 g)	0,4	🟠
Müsli, mit Früchten, ohne Zucker	8,8	🟠
Naturreis	2,2	🟠
Olivenbrot	3,0	🟠
Orecchiette (Ohrnudeln)	1,2	🟠
Paniermehl	1,0	🟠

Lebensmittel	Fettgehalt (in g/100 g)	Trennkostgruppe 🔵 = Eiweiß 🟠 = Kohlenhydrate 🟢 = neutral
Pasta, frisch/getrocknet, mit Ei	3,0	🟠
Pasta, getrocknet, ohne Ei	1,2	🟠
Penne lisce	1,2	🟠
Penne rigate	1,2	🟠
Pumpernickel (1 Scheibe)	1,0	🟠
Pumpernickel, Taler (1 Stück/10 g)	0,1	🟠
Reis, poliert/parboiled/weiß	0,2	⚡
Rigatoni	1,2	🟠
Roggenbrot (1 Scheibe/50 g)	0,4	🟠
Roggenmehl, Typ 815	1,1	🟠
Roggenmehl, Typ 997	1,0	🟠
Roggenmehl, Typ 1150	1,3	🟠
Salzstange/-brezel	5,0	🟠
Schüttelbrot, Südtiroler	1,0	🟠
Sonnenblumenkernbrot	3,9	🟠
Spaghetti	1,2	🟠
Spaghettini	1,2	🟠
Tagliatelle	1,2	🟠
Toastbrot (1 Scheibe/20 g)	0,9	🟠
Tortiglioni	1,2	🟠
Vollkornbrot, Roggen (1 Scheibe/50 g)	0,7	🟠
Vollkornnudeln	3,0	🟠
Weißbrot (1 Scheibe/40 g)	0,4	🟠
Weizengrieß	1,0	🟠
Weizenkleie	4,7	🟠
Weizenmehl, Typ 405	0,7	🟠
Weizenmehl, Typ 550	1,1	🟠
Weizenmehl, Typ 1050	1,8	🟠
Weizenmehl, Vollkorn	2,0	🟠
Zwieback (1 Stück/10 g)	0,4	🟠

Obst und Trockenfrüchte

Genießen Sie Obst und Gemüse am besten mehrfach täglich. Diese sind basenbildend, sehr reich an Vitaminen, Mineralien und Spurenelementen und insbesondere den bioaktiven Substanzen. Buntes Gemüse und Obst ist durch die darin enthaltenen Farbstoffe besonders günstig für Ihre Gesundheit. Außerdem bewirken der hohe Anteil an Wasser und Ballaststoffen und die gute Bekömmlichkeit (besonders wenn Gemüse gedünstet wird) einen großen gesundheitlichen Nutzen.

Lebensmittel	**Fettgehalt (in g/100 g)**	**Trennkostgruppe** 🔵 = Eiweiß 🟠 = Kohlenhydrate 🟢 = neutral
Ananas, frisch	0,2	kombinieren mit 🔵
Ananas, getrocknet (1 Scheibe)	1,0	🟠
Ananassaft	0,1	kombinieren mit 🔵
Apfel, getrocknet (1 Ring)	–	🟠
Apfel, säuerlich (1 Stück/150 g)	0,7	kombinieren mit 🔵
Apfel, süß (1 Stück/150 g)	0,7	🟠
Apfeldicksaft	–	🟠
Aprikose, frisch	–	kombinieren mit 🔵
Aprikose, getrocknet (1 Stück)	–	🟠
Avocado	23,5	🟢
Banane, frisch (1 Stück/150 g)	0,3	🟠
Banane, getrocknet (1 Chip)	0,2	🟠
Birne (1 Stück/150 g)	0,6	kombinieren mit 🔵
Birnendicksaft	–	🟠
Boysenbeeren	–	🔵
Brombeeren	1,0	🔵
Clementine (1 Stück/40 g)	0,1	kombinieren mit 🔵

Lebensmittel	Fettgehalt (in g/100 g)	Trennkostgruppe 🔵 = Eiweiß 🟠 = Kohlenhydrate 🟢 = neutral
Datteln, frisch Datteln, getrocknet (1 Stück)	0,1 0,5	🟠 🟠
Erdbeeren	0,4	kombinieren mit 🔵
Feigen, frisch Feigen, getrocknet (1 Stück/30 g)	0,2 0,4	🟠 🟠
Granatapfel (1 Stück/250 g)	1,5	kombinieren mit 🔵
Grapefruit (1 Stück/250 g)	0,5	kombinieren mit 🔵
Heidelbeeren	0,6	kombinieren mit 🔵
Himbeeren	0,3	kombinieren mit 🔵
Honigmelone	0,1	kombinieren mit 🔵
Johannisbeeren, rot/schwarz	0,2	kombinieren mit 🔵
Kakifrucht (1 Stück/80 g)	0,2	kombinieren mit 🔵
Karambole (Sternfrucht)	0,5	kombinieren mit 🔵
Kirschen, sauer Kirschen, süß	0,5 0,3	kombinieren mit 🔵 kombinieren mit 🔵
Kiwi (1 Stück/50 g)	0,3	🔵
Kokosnuss, frisch Kokosnuss, Raspeln	36,5 62,5	🟢 🟢
Korinthen, getrocknet	0,6	🟠
Mandarine (1 Stück/40 g)	0,1	kombinieren mit 🔵
Mango (1 Stück/300 g)	1,0	kombinieren mit 🔵
Maracuja (1 Stück/35 g)	0,1	kombinieren mit 🔵
Maulbeeren	–	kombinieren mit 🔵
Mirabellen	0,2	kombinieren mit 🔵
Nektarine (1 Stück/125 g)	0,3	kombinieren mit 🔵
Orange (1 Stück/200 g)	0,3	kombinieren mit 🔵
Papaya (1 Stück/250 g)	0,2	kombinieren mit 🔵
Pfirsich (1 Stück/125 g)	0,1	kombinieren mit 🔵

Lebensmittel	Fettgehalt (in g/100 g)	Trennkostgruppe 🔵 = Eiweiß 🟠 = Kohlenhydrate 🟢 = neutral
Pflaume, frisch (1 Stück/25 g)	–	kombinieren mit 🔵
Pflaume, getrocknet (1 Stück/7 g)	–	🟠
Preiselbeeren	0,5	kombinieren mit 🔵
Quitten	0,5	kombinieren mit 🔵
Rosinen	0,6	🟠
Sharonfrucht	0,5	kombinieren mit 🔵
Sultaninen	0,6	🟠
Stachelbeeren	0,2	kombinieren mit 🔵
Wassermelone	0,2	kombinieren mit 🔵
Weintrauben	0,3	kombinieren mit 🟠
Zitrone	0,6	kombinieren mit 🔵

OBST UND TROCKENFRÜCHTE

Gemüse und Kartoffelprodukte

Gemüse sollte ähnlich wie Obst mehrmals täglich gegessen werden. Doch auch Kartoffeln sind nicht zu verachten: sie sind reich an Kohlenhydraten und enthalten einige essenzielle Aminosäuren (das sind Eiweißbausteine, die der Körper nicht selber herstellen kann und daher mit der Nahrung zugeführt bekommen muss). Pellkartoffeln enthalten mehr Mineralien als geschälte Kartoffeln, da Mineralien nach dem Schälen beim Kochen der Kartoffeln in das Kochwasser übergehen.

Lebensmittel	Fettgehalt (in g/100 g)	Trennkostgruppe ● = Eiweiß ● = Kohlenhydrate ● = neutral
Alfalfasprossen	–	neutral
Artischocke	0,1	neutral
Aubergine	0,2	neutral
Austernpilze	0,1	neutral
Bambussprossen	0,3	neutral
Batate (Süßkartoffeln)	0,6	Kohlenhydrate
Blaukraut	0,2	neutral
Bleichsellerie	0,2	neutral
Blumenkohl	0,2	neutral
Bohnen, grün	0,3	⚡
Bohnensprossen	–	neutral
Brennnesseln	–	neutral
Brokkoli	0,2	neutral
Chicorée	0,2	neutral
Chilischoten	–	neutral
Chinakohl	0,3	neutral

Lebensmittel	**Fettgehalt (in g/100 g)**	**Trennkostgruppe** 🔵 = Eiweiß 🟠 = Kohlenhydrate 🟢 = neutral
Dill	–	🟢
Eisbergsalat	–	🟢
Endiviensalat	0,2	🟢
Erbsen, grün/frisch	0,5	🟢
Esskastanien	1,9	🟠
Feldsalat	1,0	🟢
Friséesalat	–	🟢
Frühlingszwiebeln	0,5	🟢
Karotten	0,2	🟢
Kartoffeln	0,1	🟠
Knoblauch	0,1	🟢
Knollensellerie	0,3	🟢
Kohlrabi	0,1	🟢
Kopfsalat	0,2	🟢
Kresse	1,4	🟢
Kürbis	0,1	🟢
Lauch	0,3	🟢
Lollo Rosso	–	🟢
Löwenzahnblätter	0,6	🟢
Mangold	0,3	🟢
Maronen	1,9	🟠
Meerrettich, mit Sahne (1 TL)	1,5	🟢
Meerrettich, tafelfertig	0,7	🟢
Minze	–	🟢
Mohnsamen	41,0	🟢
Möhren	0,2	🟢
Olive, grün (1 Stück/5 g)	0,6	🟢
Olive, schwarz (1 Stück/5 g)	1,7	🟢

Lebensmittel	Fettgehalt (in g/100 g)	Trennkostgruppe 🔵 = Eiweiß 🟠 = Kohlenhydrate 🟢 = neutral
Palmenherzen	0,1	🟢
Paprikaschote (1 Stück/200 g)	0,4	🟢
Petersilie	–	🟢
Porree	0,3	🟢
Quinoa (Körnerfrucht)	5,0	🟠
Radicchio	0,2	🟢
Radieschen (1 Bund/80 g)	–	🟢
Rhabarber	0,1	kombinieren mit 🔵
Romanasalat	0,2	🟢
Rosenkohl	0,5	🟢
Rosmarin	–	🟢
Rote Bete	0,1	🟢
Rotkohl	0,2	🟢
Rucola	0,6	🟢
Salatgurke (1 Stück/450 g)	0,9	🟢
Sauerampfer	0,4	🟢
Sauerkraut	0,3	🟢
Schalotte (1 Stück/25 g)	–	🟢
Schwarzwurzeln	0,4	🟢
Sojabohnensprossen	1,2	🟢
Spargel, weiß/grün	0,1	🟢
Spinat, frisch	0,3	🟢
Stangensellerie	0,2	🟢
Sternfrucht (Karambole)	0,5	kombinieren mit 🔵
Süßkartoffeln (Batate)	0,6	🟠
Tomate (1 Stück/50 g)	0,1	🟢
Wasserkastanien	–	🟢

Lebensmittel	Fettgehalt (in g/100 g)	Trennkostgruppe ● = Eiweiß ● = Kohlenhydrate ● = neutral
Weißkohl	0,2	neutral
Wirsing	0,4	neutral
Zucchini	0,7	neutral
Zwiebel (1 Stück/50 g)	0,1	neutral

Pilze

Pilze gehören aus Sicht der Trennkost zu den neutralen Lebensmitteln. Sie sind sehr kalorienarm und enthalten zahlreiche Ballaststoffe, die unserer Verdauung guttun. Der wohl beliebteste Pilz ist der Champignon, der extrem kalorienarm ist. Genießen Sie ihn roh zu Salaten oder gekocht zu hellem Fleisch oder Nudelgerichten.

Lebensmittel	Fettgehalt (in g/100 g)	Trennkostgruppe ● = Eiweiß ● = Kohlenhydrate ● = neutral
Champignons	0,2	neutral
Egerlinge	0,2	neutral
Morcheln	0,5	neutral
Pfifferlinge, frisch	0,5	neutral
Pfifferlinge, getrocknet	2,2	neutral
Shiitakepilze, frisch	–	neutral
Shiitakepilze, getrocknet	2,0	neutral
Steinpilze, frisch	0,4	neutral
Steinpilze, getrocknet	3,0	neutral
Trüffel, schwarz/weiß (5 g)	–	neutral

Hülsenfrüchte, Nüsse und Samen

Hülsenfrüchte haben sowohl einen hohen Kohlenhydrat- als auch einen hohen Eiweißanteil. Das darin enthaltene Eiweiß ist hochwertig. Jedoch sind manche Hülsenfrüchte schwer verdaulich – »Jedes Böhnchen gibt ein Tönchen«. Nüsse und Samen sind zwar fettreich, jedoch überwiegen die ungesättigten Fettsäuren, welche sich gesundheitlich positiv auswirken. Die gesündesten Nüsse sind Walnüsse. Sie senken das Risiko für Herzinfarkt, verbessern die Gehirnfunktion und die Zusammensetzung der Blutfette.

Lebensmittel	Fettgehalt (in g/100 g)	Trennkostgruppe ● (blau) = Eiweiß, ● (orange) = Kohlenhydrate, ● (grün) = neutral
Cashewnüsse	42,0	●
Cashewnüsse (10 Stück/20 g)	8,4	●
Haselnüsse	61,0	●
Haselnüsse (10 Stück/15 g)	9,1	●
Haselnüsse, gemahlen	6,1	●
Kürbiskerne	46,0	●
Macadamianüsse	73,0	●
Macadamianüsse (10 Stück/25 g)	18,2	●
Mandeln	54,0	●
Mandeln, gemahlen (1 EL)	5,4	●
Paranüsse	67,0	●
Pekannüsse	72,0	●
Pinienkerne	60,0	●
Pistazienkerne	51,6	●
Pistazienkerne, geröstet	56,1	●
Sesamsamen	50,0	●
Sesamsamen (1 EL/15 g)	7,5	●

Lebensmittel	Fettgehalt (in g/100 g)	Trennkostgruppe ● = Eiweiß ● = Kohlenhydrate ● = neutral
Sonnenblumenkerne	49,0	● (neutral)
Tofu	5,0	● (Eiweiß)
Walnüsse	62,0	● (neutral)

Allerlei Süßes und Salziges

Genießen Sie Süßes bitte bewusst und am besten nur in geringen Mengen. Es gibt süßes Obst (z. B. Bananen) oder Nüsse (am gesündesten sind Walnüsse), welche alternativ bei Heißhunger auf Süßes gegessen werden können.

Lebensmittel	Fettgehalt (in g/100 g)	Trennkostgruppe 🔵 = Eiweiß 🟠 = Kohlenhydrate 🟢 = neutral
Ahornsirup	–	🟠
Bananeneis	3,0	🟠
Butterkeks (1 Stück/5 g)	0,6	🟠
Erdnussflips	28,0	⚡
Erdnusskrem (1 EL)	5,2	⚡
Fruchteis	3,0	⚡
Fruktose (Fruchtzucker)	–	🟠
Götterspeise	1,0	🟠
Gummibärchen	1,0	⚡
Honig	–	🟠
Karamellbonbon (1 Stück/7 g)	0,4	⚡
Kartoffelchips	39,0	⚡
Kinderschokolade	34,0	⚡
Konfitüre	–	⚡
Krapfen (1 Stück/55 g)	7,1	🟠
Lakritze	–	🟠
Marmelade	–	🟠
Marzipan	24,9	🟠
Marzipankartoffeln	1,5	🟠
Milchschnitte (1 Stück)	7,4	⚡

SÜSSES UND SALZIGES

Lebensmittel	Fettgehalt (in g/100 g)	Trennkostgruppe 🔵 = Eiweiß 🟠 = Kohlenhydrate 🟢 = neutral
Müsliriegel (1 Stück/30 g)	5,7	🟠
Nussnugatkrem (1 EL)	3,0	⚡
Popcorn Popcorn, salzig Popcorn, süß	5,0 36,0 26,0	🟠
Praline (1 Stück/5 g)	4,0	🟠
Puffreis (1 Stück/2 g)	–	🟠
Rumkugel	3,0	🟠
Russischbrot	1,0	🟠
Schokolade, Joghurt (1 Stück/6 g) Schokolade, Nuss (1 Stück/6 g) Schokolade, Vollmilch (1 Stück/6 g) Schokolade, weiß (1 Stück/6 g) Schokolade, Zartbitter (1 Stück/6 g)	1,2 2,0 1,8 2,2 1,8	🟠 🟠 🟠 🟠 🟠
Schokoladenpudding	4,0	🟠
Studentenfutter	39,1	🟠
Vanillekipferl	1,6	🟠
Vanillepudding	4,0	🟠
Vanillesauce	3,0	🟠
Vanillesauce	3,0	🟠
Vanillezucker (1 Päckchen)	–	🟠
Weinbrandbohnen	0,5	⚡
Zucker, weiß/braun	–	⚡
Zuckerguss	–	⚡
Zuckerrübensirup	–	🟠

Zum Kochen und Verfeinern

Gewürze und Kräuter enthalten wertvolle Vitamine, Mineralien und Spurenelemente. Sie sind reich an sekundären Pflanzenstoffen, die sich gesundheitlich vielfach positiv auswirken. Sie schützen vor Krebs, Herzinfarkt und Schlaganfall, wirken entzündungshemmend und stärken das Immunsystem. Die ätherischen Öle in frischen Kräutern haben Heilwirkung. Bei Würzmitteln und Saucenbindern achten Sie bitte auf den Salz- und Zuckergehalt. Frische und getrocknete Kräuter verbessern den Geschmack, ohne dass unerwünschte Bestandteile Sie belasten.

Lebensmittel	Fettgehalt (in g/100 g)	Trennkostgruppe ● = Eiweiß ● = Kohlenhydrate ● = neutral
Agar-Agar	–	● (neutral)
Backpulver (1 TL)	–	● (Kohlenhydrate)
Balsamessig	–	kombinieren mit ● (Eiweiß)
Basilikum	–	● (neutral)
Béchamelsauce (mit Sahne)	6,0	● (Kohlenhydrate)
Bratensauce, braun (50 ml) Bratensauce, hell (50 ml)	– 2,5	● (Kohlenhydrate) ● (Kohlenhydrate)
Brunnenkresse	–	● (neutral)
Champignonsauce, mit Sahne	3,0	● (neutral)
Essig	–	ϟ
Fleischbrühe	–	● (Eiweiß)
Fleischfond	1,0	● (Eiweiß)
Gemüsebrühe	–	● (neutral)
Gemüsefond	1,0	● (neutral)

Lebensmittel	Fettgehalt (in g/100 g)	Trennkostgruppe 🔵 = Eiweiß 🟠 = Kohlenhydrate 🟢 = neutral
grüne Sauce, ohne Essig	2,0	🟢
Hefe (1 Würfel/42 g)	0,2	🟢
Hühnerbrühe	1,0	🔵
Ingwerwurzel	0,8	🟢
Kerbel	0,6	🟢
Kokosmilch, frisch	0,2	🟢
Oregano	–	🟢
Rauke	0,6	🟢
Safran	–	🟢
Salbei	–	🟢
(Sauce) Béarnaise	19,0	🔵
(Sauce) Hollandaise	23,0	🟢
Schnittlauch	0,7	🟢
Schokoladenglasur	–	🟠
Senf, Delikatess (1 TL) Senf, scharf (1 TL)	0,6 0,3	🟢 🟢
Sojasauce	–	🔵
Tabasco (1 TL)	–	🟢
Thymian	–	🟢
Tomatenmark (1 TL)	0,4	🟢
Weißweinessig	–	kombinieren mit 🔵
Worcestersauce	–	ϟ
Zitronensaft	–	kombinieren mit 🔵

Zum Kochen und Verfeinern

Getränke

Wasser löscht Durst am besten. Leitungswasser ist meist qualitativ höher anzusetzen als Mineralwasser, da die Trinkwasserverordnung deutlich höhere Standards vorgibt als die Mineralwasserverordnung. Jedoch kann sich dieser Vorteil – wenn die Wasserleitungen bei Häusern aus Blei oder Kupfer bestehen – auch zum Nachteil ändern, da leicht Schadstoffe ins Wasser gelangen können.

Achten Sie auf zuckerarme Getränke. So ist z.B. 100% naturreiner Orangensaft besser als Orangennektar oder Orangenfruchtsaftgetränk, dem reichlich Zucker zugesetzt worden ist. Der Zuckergehalt kann auch bei Wein deutlich unterschiedlich sein. Trockener Wein ist eher zuckerarm. Hochprozentige Alkoholika (mehr als 40% Alkohol) sollte man grundsätzlich meiden, da diese sofort zu Mikroblutungen der Speiseröhre und Magenschleimhaut führen. Hingegen ist maßvoller Weingenuss in vielerlei Hinsicht positiv zu bewerten. Rotwein (je nach Sorte) ist oft gesundheitlich günstiger als Weißwein.

Lebensmittel	**Fettgehalt (in g/100 g)**	**Trennkostgruppe** ● (blau) = Eiweiß ● (orange) = Kohlenhydrate ● (grün) = neutral
Apfelsaft	–	kombinieren mit ● (Eiweiß)
Apfelsaftschorle	–	● (Eiweiß)
Apfelwein (Cidre), herb	–	kombinieren mit ● (Eiweiß)
Appenzeller (50 % Fett i. Tr.)	31,6	● (Eiweiß)
Avocadosaft	11,7	● (neutral)
Bananensaft	–	● (Kohlenhydrate)

Lebensmittel	Fettgehalt (in g/100 g)	Trennkostgruppe ● (blau) = Eiweiß ● (orange) = Kohlenhydrate ● (grün) = neutral
Bier, alkoholfrei	–	● (orange)
Bier, Bock/Doppelbock	–	● (orange)
Bier, Export/Helles	–	● (orange)
Brennnesseltee	–	● (grün)
Campari	–	● (grün)
Champagner, trocken	–	● (blau)
Cinzano	–	● (grün)
Coca-Cola	–	⚡
Coca-Cola light	–	⚡
Cognac	–	⚡
Espresso macchiato	1,0	● (grün)
Espresso, schwarz	–	● (grün)
Fencheltee	–	● (grün)
Fernet Branca	–	⚡
Früchtetee	–	● (blau)
Gemüsesaft	–	● (grün)
Gin	–	⚡
Grapefruitsaft	0,1	kombinieren mit ● (blau)
Grappa	–	⚡
grüner Tee	–	● (grün)
Guavensaft	–	● (blau)
Himbeergeist	–	⚡
Himbeersirup	–	● (orange)
Holunderbeersaft, ungesüßt	–	kombinieren mit ● (blau)
Johannisbeersaft	–	kombinieren mit ● (blau)
Kaffee, mit 1 EL Kaffeesahne (10 % Fett)	1,0	● (grün)
Kaffee, mit 1 EL Milch	–	● (grün)
Kaffee, schwarz	–	⚡
Kakaopulver, Instant (1 TL)	–	⚡
Kamillentee	–	● (grün)

Lebensmittel	Fettgehalt (in g/100 g)	Trennkostgruppe ● = Eiweiß ● = Kohlenhydrate ● = neutral
Kirschsaft	–	kombinieren mit ● (Eiweiß)
Kirschwasser	–	⚡
Klarer (Korn)	–	⚡
Kombucha	–	● (Eiweiß)
Korn (Klarer)	–	⚡
Kräuterlikör	–	⚡
Kräutertee	–	● (neutral)
Lindenblütentee	–	● (neutral)
Magenbitter	–	⚡
Malventee	–	● (neutral)
Malzbier	–	⚡
Malzkaffee	–	● (Kohlenhydrate)
Mandarinensaft	–	kombinieren mit ● (Eiweiß)
Mangosaft	–	● (Eiweiß)
Martini d'oro	–	● (neutral)
Möhrensaft, ungesüßt	0,1	● (neutral)
Multivitaminsaft	–	kombinieren mit ● (Eiweiß)
Nektarinensaft	–	kombinieren mit ● (Eiweiß)
Obstler	–	⚡
Orangensaft	0,2	kombinieren mit ● (Eiweiß)
Pfefferminztee	–	● (neutral)
Pfirsichsaft	–	kombinieren mit ● (Eiweiß)
Pflaumensaft	–	kombinieren mit ● (Eiweiß)
Pils	–	● (Kohlenhydrate)
Prosecco	–	⚡
Ramazzotti	–	⚡
Rote-Bete-Saft	–	● (neutral)
Rotwein, lieblich	–	kombinieren mit ● (Kohlenhydrate)
Rotwein, trocken	–	kombinieren mit ● (Eiweiß)

GETRÄNKE

Lebensmittel	Fettgehalt (in g/100 g)	Trennkostgruppe 🔵 = Eiweiß 🟠 = Kohlenhydrate 🟢 = neutral
Rum	–	⚡
Sambuca	–	⚡
Sauerkrautsaft	–	🟢
Schwarzer Tee, ungesüßt	–	⚡
Schwarzer Tee, ungesüßt, mit 1 EL Milch	–	🟢
Sekt, trocken	–	🔵
Sherry, trocken	–	⚡
Spargelsaft	–	🟢
Spinatsaft	–	🟢
Starkbier	–	⚡
Tomatensaft	–	🟢
Traubensaft	–	kombinieren mit 🔵
Weinbrand	–	⚡
Weißwein, lieblich	–	kombinieren mit 🟠
Weißwein, Schorle	–	kombinieren mit 🔵
Weißwein, trocken	–	kombinieren mit 🔵
Weizenbier	–	⚡
Wermut	–	⚡
Whisky	–	⚡
Williams Christ	–	⚡
Wodka	–	⚡
Zwetschgenwasser	–	⚡

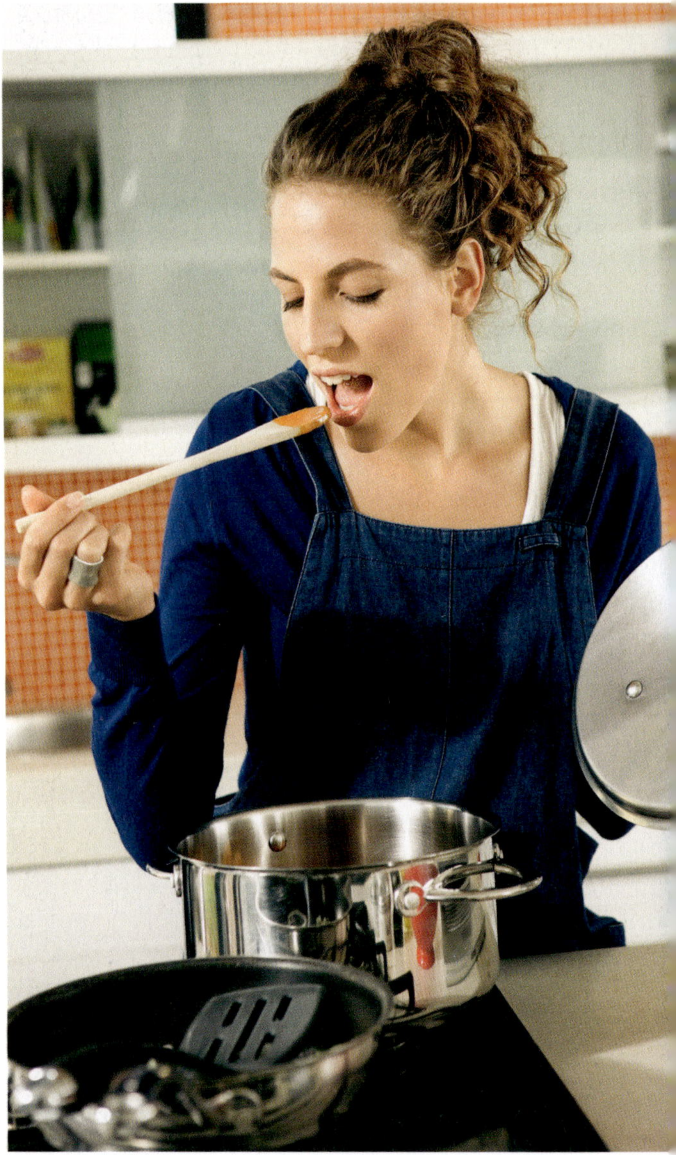

Kochen und unterwegs essen

Das Tolle an der Trennkost: Auch beim Kochen, im Restaurant oder unterwegs ist sie prima in den Alltag zu integrieren.

Die Speisenzubereitung

Bei der Zubereitung von Speisen gibt es zahlreiche Tricks und kleine Kniffe, um gesund und figurfreundlich zu kochen und gleichzeitig die wertvollen Bestandteile von Lebensmitteln zu erhalten. Hier eine kleine Sammlung von bewährten Tipps aus der Küchenpraxis:

- Achten Sie stets auf eine schonende und werterhaltende Zubereitung der Lebensmittel. Geeignete Garmethoden sind Dünsten, Dämpfen, Kurzbraten und Garen in Bratfolie.
- Geben Sie kalt gepressten, unraffinierten Pflanzenölen unbedingt den Vorzug, da diese viele ungesättigte Fettsäuren enthalten. Zu diesen Ölen gehören Weizenkeim-, Maiskeim-, Lein-, Distel-, Sonnenblumen- und Olivenöl. Zum Kochen sollten Sie ausschließlich die beiden letzteren verwenden, denn sie lassen sich problemlos erhitzen. Verwenden Sie prinzipiell fettreiche Lebensmittel und Öl nur sehr sparsam. Gehärtete Fette und raffinierte Öle sollten Sie komplett von Ihrem Speisezettel streichen. Auch Erdnussöl ist nicht anzuraten.
- Zu empfehlen sind auch Butter und Reformmargarine mit einem hohen Anteil an ungesättigten Fettsäuren. Achten Sie allerdings stets darauf, dass die Butter nie überhitzt oder zu stark bräunt.
- Gemüse dünsten Sie am besten mit einer kleinen Menge Öl oder Butter und gegebenenfalls etwas

Wasser an. Geben Sie die eigentliche Fettmenge erst hinzu, wenn das Gericht fertig und schon etwas abgekühlt ist – so bleiben die gesunden ungesättigten Fettsäuren erhalten. Zudem reizt diese Zubereitungsform den Magen nicht.

- Tomaten und Spinat sollten zu Eiweißmahlzeiten gedünstet oder gekocht, zu Kohlenhydratgerichten hingegen nur roh gegessen werden. Durch Kochen/Dünsten gehen den Tomaten und dem Spinat nämlich Basen verloren, sodass sie nun mit eiweißreichen Lebensmitteln harmonieren. Nierenkranke sollten Sauerkraut meiden, da es Salz enthält, das sie nicht zu sich nehmen dürfen.
- Obst und Gemüse sollte aus biologischem Anbau stammen und nur ungeschält auf den Tisch kommen (sofern die Schale essbar ist), denn oft stecken in oder dicht unter der Schale die meisten Vitamine.
- Auch bei Kartoffeln empfiehlt sich die Zubereitung mit Schale, also als Pell- oder Grillkartoffeln. Wenn Sie sie vor dem Kochen dennoch schälen, sollten Sie auf jeden Fall das Kochwasser weiter verwenden, da sich darin wertvolle basenbildende Mineralstoffe befinden.
- Kaufen Sie nur Eier von frei laufenden Hühnern – so tun Sie nicht nur etwas für Ihre Gesundheit, sondern auch für den Tierschutz.
- Mischen Sie Fleisch und Fisch nicht, sondern reichen Sie immer nur eine Eiweißart zum Essen.
- Meiden Sie in der Pfanne Gebratenes und dämpfen Sie stattdessen das Fleisch im eigenen Saft – so wird es bekömmlicher. Fleisch braten Sie am besten im offenen Topf an und lassen es dann zugedeckt im Bratofen garen – zartes Fleisch etwa 20 Minuten,

zäheres entsprechend länger. Vor dem Zerteilen sollte es eine Viertelstunde abkühlen, damit der Saft beim Schneiden nicht austritt. Würzen Sie Rindfleisch mit gemahlenem Thymian, Kalbfleisch mit gemahlenem Salbei. Zerdrückter Knoblauch schmeckt zu jeder Fleischsorte.

- Schroten und mahlen Sie Getreide und Ölsaaten möglichst kurz vor dem Verzehr: Je länger sie nämlich dem Sauerstoff in der Umgebungsluft ausgesetzt sind, desto mehr wertvolle Inhaltsstoffe gehen verloren. Schaffen Sie sich am besten eine Getreidemühle an, dann können Sie rasch und portionsgerecht mahlen. Wenn Sie Getreide einweichen, sollten Sie die Einweichflüssigkeit nicht wegschütten, sondern mitverarbeiten.
- Verzehren Sie nur kalt geschleuderten Honig, da dieser – im Gegensatz zum heiß geschleuderten – noch alle wertvollen Vitamine und Enzyme enthält.
- Geben Sie Joghurt den Vorzug, der viel rechtsdrehende Milchsäure enthält. Diese wirkt nämlich im Körper heilsam.
- Milch ist dank ihrer Reichhaltigkeit kein Getränk im eigentlichen Sinne, sondern ein vollwertiges Lebensmittel. Wenn Sie sie schluckweise trinken, wird sie am besten verdaut. Sollten Sie unter trägem Stuhlgang oder Verstopfung leiden, geben Sie einfach Leinsamen in die Morgenmilch. Menschen mit Gallenproblemen vertragen für gewöhnlich Buttermilch besser.
- Kochsalz enthält viel Natrium, das Wasser bindet, die Flüssigkeitsausscheidung hemmt und das Blutvolumen vergrößert. Daher sollten Sie natrium- und kochsalzarm essen, wenn Sie abnehmen möchten. Salzen Sie sparsam und auch dann nur mit Vollmeersalz: Es

enthält mehr Mineralien – vor allem Jod und Magnesium – als herkömmliches Kochsalz und ist damit auch viel gesünder. Noch besser ist es, wenn Sie auf Kräutersalz ausweichen, das Sie am besten aus dem Reformhaus beziehen.

- Seien Sie zurückhaltend mit Essig und greifen Sie stattdessen lieber auf Molkosan zurück, wenn Sie Ihre Speisen und Salate säuern möchten. Dieses vergorene Molkekonzentrat erhalten Sie im Reformhaus.
- Wenn Sie auf Senf und Essig nicht gänzlich verzichten können, sollten Sie beide nur sparsam verwenden. Senfsaucen und in Essig eingelegtes Gemüse sind tabu, denn sie enthalten große Mengen von beiden Würzmitteln.
- Saucen für Salate, die zusammen mit einer Eiweißmahlzeit verzehrt werden, sollten aus Öl, ein wenig Sahne, Kräutern und Zitronensaft zubereitet werden. Saucen für Salate zu Kohlenhydratmahlzeiten dagegen schmecken Sie am besten mit angesäuerten Milchprodukten wie Kefir, Dickmilch, Joghurt oder Molkosan ab.
- Manche Gerichte erhalten erst die richtige Note, wenn sie mit etwas Zitronensaft oder Honig abgestimmt werden. Da die jeweiligen Mengen dafür sehr gering sind, dürfen Sie auch einmal Kohlenhydratgerichte mit ein wenig Zitronensaft und Eiweißmahlzeiten mit sehr wenig Honig abrunden.
- Kräuter und Gewürze haben nicht nur eine geschmackliche Wirkung, sondern leisten auch der Gesundheit gute Dienste: So fördern Basilikum, Lorbeer, Muskatnuss, Nelken, Safran, Zimt, Thymian die Durchblutung; beruhigend wirken Hopfen, Wermut, Dill, Majoran, Pfefferminz und Melisse, während Pa-

prika, Enzian und Kümmel die Verdauung anregen. Als stoffwechselanregend sowie blutdruck- und fettspiegelsenkend haben sich wiederum Zwiebeln und Knoblauch erwiesen.

- Trinken Sie mindestens 1,5 Liter Flüssigkeit pro Tag – und vor allem das Richtige: Leitungswasser ist qualitativ meist besser als Mineralwasser. Natriumarmes Mineralwasser wiederum ist ein idealer Durstlöscher. Sie können eine Zitronenscheibe dazugeben, etwas Wein oder Obstsaft. Unverdünnte Fruchtsäfte sind nicht zu empfehlen, dafür aber Frischsäfte aus Löwenzahn, Brennnessel oder Brunnenkresse, da sie entschlacken und den Stoffwechsel anregen. Auch gegen Kräuter- und Früchtetees ist nichts einzuwenden. Softdrinks und Alkoholika hingegen reinigen nicht, sondern führen dem Körper schädliche Stoffe zu und sollten daher nicht oder nur selten konsumiert werden. Kaffee sollten Sie nur 1–2 Tassen pro Tag trinken. In diesen Mengen wirkt er gesundheitlich günstig.

WISSEN

Gut gekaut ist halb verdaut

Wenn Sie jeden Bissen gut kauen, wird er durch die im Speichel enthaltenen Enzyme bereits vorverdaut, sodass Magen und Darm weniger zu tun haben. Trinken Sie während des Essens nichts – auch wenn es besser »rutschen« würde –, denn sonst verdünnen Sie die Verdauungssäfte und stören die Aufspaltung der Speisen. Nehmen Sie Getränke daher besser vor einer Mahlzeit oder eine Stunde danach zu sich.

- Nehmen Sie trockenen Rot-, Weiß- und Apfelwein im Rahmen einer Eiweißmahlzeit zu sich und Bier zu einer Kohlenhydratmahlzeit. Korn und Wacholderbranntwein ebenso wie alle hochprozentigen Alkoholika sollten gemieden werden.

Trennkost unterwegs

Keine Angst: Trennkost bedeutet nicht das Ende Ihrer Restaurantbesuche. Indem Sie langsam und bewusst kauen und Ihr Essen in Ruhe genießen, schaffen Sie die Voraussetzungen für eine optimale Verdauung und werden zudem schneller satt. Lassen Sie sich nicht dazu verleiten, im Restaurant alles aufzuessen, nur weil Sie es bezahlt haben – selbst wenn Sie keinen Hunger mehr haben. Sie können die Reste ja einpacken lassen und als »Doggy bag« mitnehmen.

Verfahren Sie im Restaurant so wie immer: Essen Sie vorweg auf jeden Fall Ihren Salat, der ruhig auch größer ausfallen darf, wenn der Hunger entsprechend ist. Anschließend entscheiden Sie sich für ein Eiweißgericht – hier lassen Sie Nudeln, Kartoffeln und Reis weg – oder eine Kohlenhydratmahlzeit ohne Fisch oder Fleisch. Gemüse als Beilage ist nicht nur erlaubt, sondern als Basenbildner erwünscht.

Bei Einladungen läuft es ganz ähnlich ab: Steht ein Büffet bereit – umso besser! Sie sind keinen Menüzwängen unterworfen und können frei wählen. Wenn die Gastgeber Sie bekochen möchten, wird es schon schwieriger:

Schließlich wollen Sie sie ja nicht kränken, indem Sie einen Teil des Essens unangetastet zurückgehen lassen oder eine »Extrawurst« verlangen. Machen Sie im Vorfeld bereits auf Ihre Ernährungsweise aufmerksam und bitten um Berücksichtigung und Nachsicht oder lassen es für dieses Mal gut sein mit der Konsequenz!

Die Trennkost ist auch ein prima Reisebegleiter! Sollte Sie Ihr Urlaub in südliche Länder führen, so wird die Hitze tagsüber ohnehin kaum Appetit aufkommen lassen. Buchen Sie in jedem Fall nicht Vollpension, sondern nur Frühstück oder Halbpension (oder spielen Sie gleich ganz Selbstversorger, was sicher die trennkostfreundlichste Variante ist). Wenn Sie all das beherzigen und zusätzlich für viel Bewegung sorgen, werden Sie keinen Grund haben, sich am Ende des Urlaubs vor dem Blick auf die Waage zu fürchten.

Hier noch einmal eine kurze Zusammenfassung:

- Bei Fleisch, Fisch oder Meeresfrüchten mit Kohlenhydrat-Beilage (Pasta, Reis, Pommes frites, Spätzle, Kartoffeln, Brot) nehmen Sie besser Salat oder Gemüse als Beilage. Sie sind neutral und dürfen daher zu allen eiweiß- und kohlenhydratreichen Gerichten kombiniert werden.
- Pasta sollte eine Sauce ohne gekochte Tomaten enthalten.
- Bestellen Sie Ihre Pizza ohne Tomatenbelag.
- Bei Käseplatten mit Baguette oder Brot besser auf Kohlenhydrat-Beilage verzichten, stattdessen Gemüse.
- Bei Antipasti, Tapas & Co. achten Sie auf die Kombinationen: eiweißreiche (Fisch, Meeresfrüchte etc.)

oder kohlenhydratreiche (Kartoffeln etc.) Häppchen bitte mit neutralen Lebensmitteln kombinieren (z.B. Gemüse und Pilze).

- Eintöpfe und Paellas sollten Sie besser meiden. In diesen Gerichten werden eiweißreiche und kohlenhydratreiche Zutaten vermischt. Bei Wokgerichten sollten Sie darauf achten, dass das Gemüse entweder mit Nudeln/Reis oder Fleisch/Fisch kombiniert wird, nicht mit beidem.
- Entscheiden Sie sich für ein eiweißreiches Hauptgericht, sollte die Suppe zur Vorspeise keine kohlenhydratreichen Lebensmittel (z.B. Reis, Nudeln) enthalten.
- Fischbrötchen sind nicht trennkostgerecht, da der eiweißreiche Fisch mit einem kohlenhydratreichen Brötchen kombiniert ist.
- Meiden Sie bei einem eiweißreichen Gericht den Brotkorb, der gerne mal auf dem Tisch platziert wird.
- Zu eiweißreichen Mahlzeiten können Sie trockenen Wein, Sekt oder Champagner trinken, zu kohlenhydratreichen Mahlzeiten Bier oder lieblichen Wein.

Was Sie sonst noch tun können

Die Weichen sind gestellt: Einer gesunden Ernährung dank Trennkost steht nun nichts mehr im Wege. Dass Ihre Entscheidung richtig war, werden Sie bald an einer gesteigerten Vitalität und Leistungsfähigkeit merken. Nutzen Sie diese positive Energie, um auch ganzheitlich etwas für Körper, Geist und Seele zu tun. Warten Sie nicht darauf, dass die Gesundheit zu Ihnen kommt. Gehen Sie ihr lieber ein Stück entgegen – heute noch!

Wer rastet, der rostet

Bewegung ist wie die richtige Ernährung fester Bestandteil eines gesunden Lebenswandels: Das eine wäre ohne das andere nur die Hälfte wert.

Wenn Sie täglich 20 Minuten zügig gehen und wöchentlich nur einmal 60 Minuten in den Sport investieren, kann dies schon wahre Wunder wirken. Nicht genug damit, dass regelmäßige Bewegung Übergewicht, Verstopfung, Bluthochdruck und Herzkrankheiten vorbeugt: Sie regt auch Kreislauf und Stoffwechsel an, stärkt Knochen und Lungenfunktion, festigt das Bindegewebe, strafft die Haut, fördert den Muskelauf- sowie den Fettabbau und sorgt für eine ausgeglichene Gemütslage. Zusammengefasst kann man sagen, dass

Sport ...

- die Fettverbrennung und damit die Gewichtsabnahme anregt
- das Hungergefühl dämpft
- Herz-Kreislauf-Erkrankungen vorbeugt, da wir durch Sport den Ruhepuls, den Blutdruck und das schädliche LDL-Cholesterin senken und gleichzeitig die Durchblutung verbessern
- das Immunsystem stärkt
- den Grundumsatz erhöht, da wir unsere Muskelmasse erhöhen
- Motorik und Koordination schult
- Körperhaltung, Gelenkigkeit, Knochenfestigkeit und Ausdauer verbessert
- Stress und Aggressionen abbaut

- unsere Stimmung hebt und damit unser Selbstwertgefühl steigert.

Seit Urzeiten entfaltet sich menschliches Leben zwischen den beiden Polen Anspannung und Entspannung: Augenblicken der Angst oder Aggression folgen Augenblicke der Beruhigung und des Loslassens. Doch dieses Gleichgewicht hat sich im Laufe der Zeit verschoben: Wir, die »zivilisationsgebeutelte« Bevölkerung der Industrienationen, leben heute in einer unnatürlich hektischen Welt und leiden tagtäglich unter einer chronischen Reizüberflutung, in der die Anspannung überwiegt und die Entspannung zu kurz kommt.

Da wir nicht mehr gezwungen sind, uns gegen Feinde oder wilde Tiere zur Wehr zu setzen, müssen wir uns selbst Gelegenheiten zum körperlichen Abreagieren schaffen. Auch deshalb also ist Sport so wichtig: Er hilft uns dabei, Spannungen abzubauen und in zivilisierte Bahnen zu lenken, ohne zerstörerisch zu wirken. Unser Organismus braucht diese Phase der anstrengenden Muskelaktivität, da er oft erst im Anschluss daran aktiv entspannen und in den Ruhezustand übertreten kann. Denn Zeiten der Untätigkeit sind schließlich für unsere Gesundheit ebenso unerlässlich wie Zeiten der Tätigkeit.

Richtig atmen

Fernöstliche Bewegungs- und Meditationssysteme wie Yoga, Tai Chi oder Qi Gong lehren seit Jahrtausenden, wie wichtig der Fluss der Atemenergie für die Gesundheit von Körper, Seele und Geist ist.

WISSEN

Richtig atmen – so geht's:

1. Entspannen Sie sich und atmen Sie langsam und ruhig ganz tief aus.
2. Legen Sie nun die Hände auf den Unterleib und ziehen Sie ebenso tief und langsam dorthin die Luft ein, sodass sich die Bauchdecke vorwölbt. Lassen Sie Ihren Atem dann in den Mittel- und Oberbauch und in die Flanken wandern und schließlich in die Lungenspitzen.
3. Halten Sie den Atem für einen kurzen Augenblick an und lassen Sie ihn anschließend ruhig wieder ausströmen.
4. Wiederholen Sie diese Übung ein paar Mal täglich, bis sie Ihnen in Fleisch und Blut übergegangen ist. So werden Sie mit der Zeit zu einer dauerhaft besseren Atmung finden.

Sie praktizieren allesamt die tiefe Bauchatmung, die äußerlich daran erkennbar ist, dass sich beim Einatmen die Bauchdecke vorwölbt. So wird der ganze Körper mit Sauerstoff versorgt und nahezu das gesamte Lungenvolumen genutzt. Die Bewegung des Zwerchfells massiert alle Bauchorgane rhythmisch, was den Blut- und Lymphstrom verbessert und sich wohltuend auf sämtliche Körperfunktionen auswirkt.

Zum Vergleich: Wir »Westler« schöpfen im Schnitt nur ein Fünftel unserer Lungenkapazität aus, denn wir atmen viel zu flach und oberflächlich. Wer es dagegen einmal mit der tiefen Bauchatmung versucht hat, wird bemerken, dass er dabei langsamer und gleichmäßiger Luft holt und automatisch zugleich auch ruhiger wird, als es bei der herkömmlichen Atmung der Fall ist.

Grund dafür ist eine Entspannung des vegetativen Nervensystems. Da dieses auch die Funktionen der Eingeweideorgane steuert, lässt sich durch eine tiefe Atmung die Verdauungsleistung des Organismus günstig beeinflussen. Und genau das wollen Sie ja ebenfalls mit der Trennkost erreichen.

Die Seele stärken

Das, was Sie sehen, hören und fühlen, hat eine nicht unerhebliche Auswirkung auf Ihre seelische und körperliche Gesundheit. Der Auswahl der Sinneseindrücke, denen Sie sich aussetzen, kommt somit eine ähnlich große Bedeutung zu wie der Auswahl Ihrer Speisen.

Gewöhnen Sie sich deshalb an, gezielt nur die Sendungen anzusehen, die Sie auch wirklich interessieren, und nicht planlos herumzuzappen. Ebenso sollte auch Ihre Lektüre einem gewissen Qualitätsanspruch standhalten.

Und wie steht es mit den akustischen Reizen? Müssen Sie nicht jeden Tag ohnehin schon unfreiwillig jede Menge Lärm und Krach über sich ergehen lassen? Gehen Sie also hinaus in die Natur und lauschen Sie ihren vielfältigen Geräuschen, Tönen und Klängen und halten Sie sich vor Augen, dass Sie (zumindest zum Teil) selbst darüber entscheiden, welche Sinnesreize Sie sich zumuten wollen und welche nicht.

Nutzen Sie die positiven, reinigenden Wirkungen der Trennkost und nehmen Sie die Veränderung, die mit Ihnen körperlich vor sich gehen wird, auch zum Anlass für eine neue Sichtweise auf die Welt. Bleiben Sie bei sich, machen Sie sich nicht abhängig von Personen und Dingen, die Ihnen Schaden zufügen, und umgeben Sie sich mit Menschen, die Ihnen guttun. Üben Sie sich darin, jeden Tag ganz bewusst zu erleben, lachen Sie, soviel und sooft Sie können, und bleiben Sie stets dankbar für all das Gute, das Ihnen widerfährt – wie unbedeutend auch immer es Ihnen erscheinen mag. Denn das ist es schließlich, was Ihnen Gesundheit schenkt an Körper, Geist und Seele.

Literatur

Heintze, Thomas M.: **Basisbuch Trennkost**, Stuttgart: TRIAS 2005

Summ, Ursula: **Trennkost.** Das Einsteiger-Kochbuch, Stuttgart: TRIAS 2010

Summ, Ursula: **Trennkost.** Schnell & lecker: 80 Rezepte unter 30 Minuten, Stuttgart: TRIAS 2011

Summ, Ursula/Heintze, T.M.: **Der Trennkost Doktor,** München: Knaur 2008

Walb, Ludwig/Thomas Heintze/Peter Lehmann: **Original Haysche Trennkost,** Stuttgart: Haug 2009

SERVICE

Liebe Leserin, lieber Leser

hat Ihnen dieses Buch weitergeholfen? Für Anregungen, Kritik, aber auch für Lob sind wir offen. So können wir in Zukunft noch besser auf Ihre Wünsche eingehen. Schreiben Sie uns, denn Ihre Meinung zählt!

Ihr TRIAS Verlag
E-Mail-Leserservice: heike.schmid@medizinverlage.de
Lektorat TRIAS Verlag, Postfach 30 05 04, 70445 Stuttgart, Fax: 0711 8931-748

IMPRESSUM

Bibliografische Information der Deutschen Nationalbibliothek
Die Deutsche Nationalbibliothek verzeichnet diese Publikation in der Deutschen Nationalbibliografie; detaillierte bibliografische Daten sind im Internet über http://dnb.d-nb.de abrufbar.

Programmplanung: Uta Spieldiener

Redaktion und Bildredaktion: Kerstin Mendler

Umschlaggestaltung und Layout:
CYCLUS Visuelle Kommunikation, Stuttgart

Bildnachweis:
Umschlagfoto vorn: Chris Meier, Stuttgart
Fotos im Innenteil: S. 6, 8, 68, 104: ONOKY

Oswald-Hesse-Straße 50, 70469 Stuttgart

2. komplett überarbeitete Auflage

Printed in Germany

Satz: Fotosatz Buck, Kumhausen
gesetzt in: InDesign CS5
Druck: AZ Druck und Datentechnik GmbH, Kempten

Gedruckt auf chlorfrei gebleichtem Papier

ISBN 978-3-8304-3866-3   1 2 3 4 5 6

Auch erhältlich als E-Book:
eISBN (PDF) 978-3-8304-6531-7
eISBN (ePub) 978-3-8304-6532-4

Wichtiger Hinweis: Wie jede Wissenschaft ist die Medizin ständigen Entwicklungen unterworfen. Forschung und klinische Erfahrung erweitern unsere Erkenntnisse, insbesondere was Behandlung und medikamentöse Therapie anbelangt. Soweit in diesem Werk eine Dosierung oder eine Applikation erwähnt wird, darf der Leser zwar darauf vertrauen, dass Autoren, Herausgeber und Verlag große Sorgfalt darauf verwandt haben, dass diese Angabe dem Wissensstand bei Fertigstellung des Werkes entspricht.

Die Ratschläge und Empfehlungen dieses Buches wurden von Autor und Verlag nach bestem Wissen und Gewissen erarbeitet und sorgfältig geprüft. Dennoch kann eine Garantie nicht übernommen werden. Eine Haftung des Autors, des Verlages oder seiner Beauftragten für Personen-, Sach- oder Vermögensschäden ist ausgeschlossen.